Dr. André Vinícius

DESMISTIFICANDO
A GINECOLOGIA
....
GUIA PRÁTICO PARA
AS GINEMUSAS

2020
1ª edição

Todos os direitos reservados
Copyright © 2020 by Editora Pandorga

Direção Editorial
Silvia Vasconcelos
Produção Editorial
Equipe Editora Pandorga
Preparação
Jéssica Gasparini Martins
Diagramação
Vanúcia Santos (Design Editorial)
Composição de capa
Lumiar Design

Texto de acordo com as normas do Novo Acordo Ortográfico da Língua Portuguesa (Decreto Legislativo n° 54, de 1995)

DADOS INTERNACIONAIS DE CATALOGAÇÃO NA PUBLICAÇÃO (CIP) DE ACORDO COM ISBD
Elaborado por Vagner Rodolfo da Silva - CRB-8/9410

F633d   Florentino, André Vinícius de Assis

     Desmistificando a ginecologia: Guia prático para as Ginemusas / André Vinícius de Assis Florentino. - Carapicuíba, SP : Pandorga, 2020.
184 p. : il. : 16cm x 23cm.

     Inclui bibliografia e índice.
ISBN: 978-65-8714-037-7

     1. Medicina. 2. Saúde. 3. Ginecologia. 4. Guia. I. Título.

2020-1748

CDD 610
CDU 61

Índices para catálogo sistemático:
1. Medicina : Saúde 610
2. Medicina : Saúde 61

2020
IMPRESSO NO BRASIL
PRINTED IN BRAZIL
DIREITOS CEDIDOS PARA ESTA EDIÇÃO À
EDITORA PANDORGA
RODOVIA RAPOSO TAVARES, KM 22
GRANJA VIANA – COTIA – SP
Tel. (11) 4612-6404
www.editorapandorga.com.br

Sumário

Dedicatória		3
Apresentação		7
Capítulo 1	Compreendendo a saúde da mulher	11
Capítulo 2	TPM: encontrando soluções para fazer as pazes com a tensão pré-menstrual e a menstruação	23
Capítulo 3	Endometriose	41
Capítulo 4	SOP – Síndrome dos Ovários Policísticos	59
Capítulo 5	Reposição hormonal	83
Capítulo 6	Corrimento vaginal: identificando o que é normal e o que não é	95
Capítulo 7	Infertilidade: compreenda como suas escolhas podem impactar na sua fertilidade	107
Capítulo 8	Libido: Como vai a sua?	123
Capítulo 9	Contracepção da mulher moderna	143
Capítulo 10	Estética íntima	161
Mensagem final		171
Referências		175

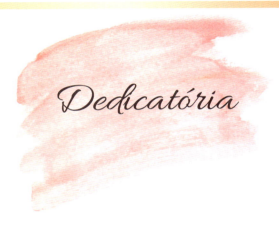

Dedicatória

Dedico este livro, primeiramente, a Deus, por ser meu guia e presença marcante em minha vida. Aos meus pais, Gesira e Medeiros, por serem exemplos grandiosos de amor ao próximo. À minha querida esposa, Analexia, meu amor e minha grande companheira de vida, que se desdobra em mil para dar conta do nosso núcleo familiar, enquanto eu embarco nos meus devaneios profissionais, que me apoia sem limites, sem ela esse livro não teria sido possível. À minha filha amada, Andreza, razão e combustível para meu crescimento pessoal e profissional. Aos meus familiares e amigos que sempre torcem por mim.

E um agradecimento especial a todas as minhas GINEMUSAS (pacientes e seguidoras) que me acompanham e que, por meio de suas histórias e dúvidas, me motivaram a escrever este livro como forma de contribuir para melhorar suas vidas. Este livro é para todas vocês. E eu espero poder retribuir com ele o carinho que recebo a todo instante.

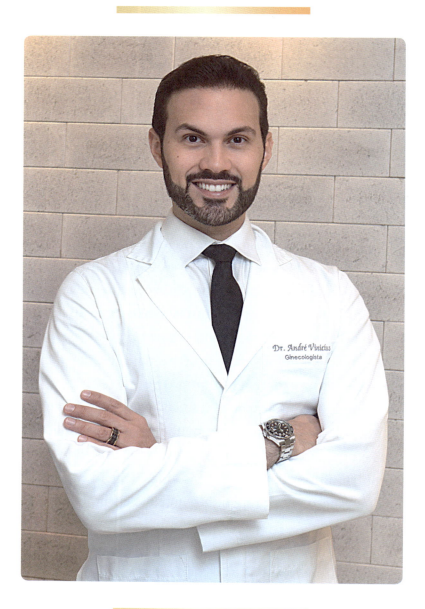

Apresentação

Quanto você sabe sobre o seu corpo?
Em uma escala de 0 a 10, qual consideraria ser
seu nível de entendimento sobre você, sua anatomia,
fisiologia e sobre sua saúde?

Talvez, você que está lendo este livro se sinta bem resolvida com seu corpo, mas a verdade é que a maioria das mulheres ainda demonstra sentir um certo desconforto em conversar sobre saúde feminina. Para muitas, esse assunto ainda é sinônimo de tabu.

Independente do perfil ao qual você faça parte, seja a bem resolvida ou aquela que está buscando romper paradigmas sobre si, o fato é que ambas podem – e devem – sempre procurar conhecer mais sobre seu próprio corpo, como funcionam as peças dessa complexa engrenagem que compõem seu organismo, desvendando assim seus mistérios.

E quando falo "organismo", quero dizer todo ele – da cabeça (a mente) aos pés, os órgãos e, também o campo das emoções. Sim, das emoções. O que pensamos e sentimos pode representar um grande fator de impacto na nossa saúde e, no caso das mulheres, aprender a identificar e gerir emoções pode ser uma peça-chave para melhorar sua saúde e alcançar a tão almejada qualidade de vida.

Quando escolhi o caminho da ginecologia, refleti muito, procurando compreender as razões pelas quais em nossa sociedade era mais "fácil" falar sobre o corpo masculino do que o feminino. A impressão, por anos, é de que a saúde da mulher se restringia às questões reprodutivas, quando vai muito além disso. Essa se tornou uma realidade que eu prometi a mim mesmo que faria o possível para modificar. **Precisamos falar sobre saúde feminina e fortalecer cada mulher para que ela possa se sentir segura o suficiente para ser livre, para ser quem quiser, como quiser, onde quiser!** E isso inclui o acompanhamento ginecológico.

Saiba que o ginecologista é também considerado o clínico geral da mulher e em uma boa consulta de rotina, não serão avaliados somente o aparelho reprodutor e mamas, mas também seus diversos órgãos e aparelhos, queixas sexuais e seu estado emocional. É impossível fazer um diagnóstico correto se você não olhar para a mulher como um todo, entendo sua complexidade. Se focarmos apenas nos órgãos considerados como "pertencentes" a especialidade da ginecologia (útero, vagina, ovários e mama), estaremos esquecendo que a maioria das doenças que estão gerando sintoma naquele órgão na verdade surgiram em outros órgãos.

Infelizmente, o antigo hábito de procurar o médico somente quando se tem algum sintoma de doença, ainda é o mais praticado nos dias atuais, **mas isso precisa mudar!**

A idade considerada "ideal" para a primeira consulta ginecológica não é quando a menina começa a menstruar, mas quando ela está na fase de estirão (crescimento acelerado), que ocorre antes da primeira menstruação, para que ela seja orientada sobre a nova fase da vida e todas as mudanças que ela representará.

O consultório médico deve ser seu lugar seguro, um espaço no qual você possa se abrir e relatar suas angústias, falar sobre suas dores, tirar cada uma de suas dúvidas, ser tratada e acolhida! Hoje, como professor de Ginecologia, procuro instruir meus alunos nessa direção. Espero que minha filha possa usufruir de um mundo em que ela não se sinta constrangida ao falar sobre saúde feminina, tampouco em fazer perguntas! Quaisquer que sejam elas!

Como podemos fazer isso? Bem, este livro é um dos meios que encontrei de disseminar o que tenho aprendido ao longo de todos estes anos! Tomar decisões com base em informações possibilitará a você ser protagonista de sua saúde.

Sem mais delongas, vamos seguir em busca do conhecimento!

Boa leitura!

André Vinícius A. Florentino

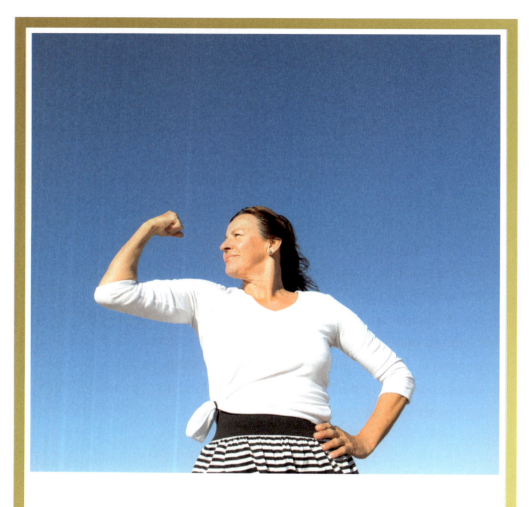

"Existem as mulheres fortes e aquelas que ainda não descobriram sua força"

(Autor desconhecido)

CAPÍTULO 1

Compreendendo a saúde da mulher

O mundo pertence às mulheres

E as estatísticas
nos comprovam isso.

Ao longo da história, as mulheres ocuparam diferentes espaços. Se olharmos para o passado, observaremos que houve um tempo no qual as mulheres eram guerreiras, sacerdotisas, líderes. E houve ainda momentos em que o potencial da mulher era restrito e visto até como inferior ao seu sexo oposto: o homem.

Felizmente, neste século XXI, embora ainda haja muito a se vencer em termos de igualdade entre gêneros, a mulher tem se tornado cada vez mais a protagonista que merece ser, assumindo assim seu espaço. Veja bem, não é minha intenção aprofundar aqui estes aspectos socioculturais, mas quero mencionar este contexto para que possamos compreender que há força no universo feminino.

Hoje, é notório que a mulher tem conquistado seu lugar no mercado de trabalho e, sobretudo, no que cabe à área da saúde – que é nosso alvo aqui neste livro – a mulher é aquela que é considerada a "cabeça", a que geralmente toma a frente dos seus cuidados e, também, de seus filhos e marido, por exemplo.

As mulheres superam os homens em termos de expectativa de vida global. Em 2016, a média de anos de vida estimada pela Organização Mundial da Saúde era de 74 anos para mulheres, enquanto para os homens, era de 69 anos. Já no Brasil, a expectativa de vida ao nascer, é de 80 anos para mulheres e de 73 anos para homens, conforme dados do Instituto Brasileiro de Geografia e Estatística (IBGE), de 2018.

Quais seriam as razões para os indicadores demonstrarem que as mulheres têm vivido mais que os homens? Bom, além de a mulher ser reconhecidamente mais preocupada com sua saúde, há outros fatores apontados pela ciência e estes incluem aspectos genéticos, hormonais e comportamentais – no que diz respeito aos homens, estão mais propensos a fatores como exposição a situações de risco, consumo abusivo de álcool e outras drogas, isso sem falar da falta de atenção à saúde. POR ISSO, PODEMOS DIZER QUE NA SAÚDE, ELAS SÃO O "SEXO FORTE"!

Certamente, você já ouviu aquela velha máxima que diz que "as mulheres são o sexo frágil", e homens o "sexo forte". Talvez esse pensamento tenha lá sua verdade, se analisarmos a concepção física do homem – altura, músculos, etc. No entanto, em se tratando de saúde, o contrário é a verdade: são eles os mais "fracos", os que relutam em ir ao médico, que temem inclusive falar sobre assuntos ligados à saúde. Com certeza, vocês que estão lendo este livro sabem que se não marcarem a consulta médica dos seus parceiros e os acompanharem até o médico, é pouco provável que eles tomem essa atitude sozinhos, não é verdade?

As mulheres são mais propensas a relatar problemas de saúde do que os homens e isso contribui com a manutenção de sua qualidade de vida e, consequentemente, melhora sua condição. Desde a juventude, as mulheres são direcionadas a procurar acompanhamento médico ginecológico, o que não ocorre com os homens em relação a urologia (embora, cá entre nós, devesse, sim, ser um hábito indistinto do sexo).

Você se lembra de como foi sua
primeira consulta ginecológica?

Já tive pacientes que me confidenciaram que seu primeiro contato com a ginecologia não foi o ideal, e isso ainda é muito comum, o que pode acabar por afastá-las do acompanhamento ginecológico rotineiro. Como já disse anteriormente, acredito que como médico é essencial tornarmos o consultório um ambiente seguro, de acolhida e suporte às mulheres, sobretudo, para que elas tenham conhecimento sobre seu próprio corpo, inclusive, anatomicamente falando.

No Reino Unido, uma instituição de caridade britânica que assistia às mulheres, chamada *Eve Appeal*, fez um levantamento que revelou que elas conseguiam identificar melhor os órgãos masculinos, do que os femininos. Muitas das mulheres ouvidas não conseguiam identificar a vulva, o colo do útero ou a vagina, por exemplo. Muitas mulheres acreditam que falam da vagina, quando na verdade se referem a vulva. A vagina, está dentro, digamos assim. O que vemos externamente e está fora é a vulva!

Por isso, antes de adentrarmos nas condições de saúde mais frequentes que podem acometer a saúde da mulher e os demais assuntos que trataremos aqui, quero te apresentar as noções básicas sobre a anatomia ginecológica feminina! Um assunto que deveria ser presença obrigatória na primeira consulta ao ginecologista! Se você não teve acesso a estas informações, aqui vamos nós!

Sistema
reprodutivo feminino

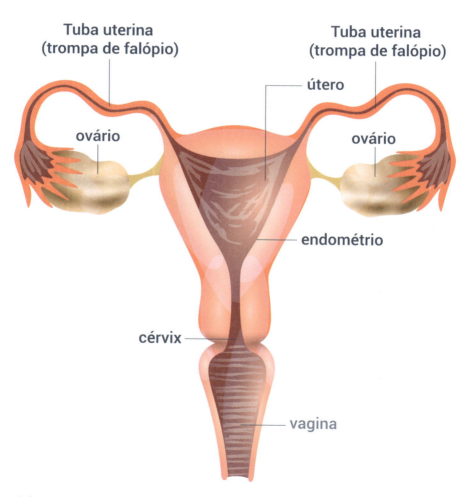

Endométrio

É o revestimento do útero.

Útero

Com um formato semelhante a uma pera, o útero é um órgão localizado no abdome inferior da mulher, entre a bexiga e o reto.

Ovários

São os órgãos reprodutivos femininos. Ficam localizados na região da pelve.

Tubas uterinas (trompas de falópio)

As trompas de falópio levam os óvulos dos ovários para o útero.

Cérvix

Essa parte estreita, que fica na parte inferior do útero, é o canal que "desemboca na vagina" e liga com a parte externa do corpo.

Vagina

A vagina é a conexão entre o colo do útero e a vulva. Ela tem diversas funções, digamos assim. Por ela passa o sangue menstrual, servindo de passagem pela qual o fluido passa para fora do corpo durante os períodos menstruais. Também é chamado de "canal de parto", já que é por ela que o bebê passa em caso de partos naturais.

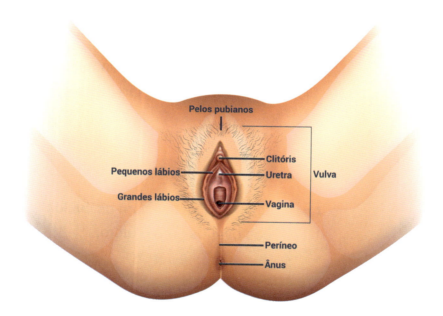

Vulva
Parte externa do sistema genital feminino que inclui as seguintes estruturas:

Grandes lábios:
Eles envolvem e protegem os outros órgãos reprodutivos externos.

Pequenos lábios:
Localizados dentro dos grandes lábios, estão ao redor da abertura da vagina. Essa pele é muito delicada e pode ficar facilmente irritada e inchada.

Glândulas de Bartholin:
São as glândulas que produzem muco. Ficam perto da abertura da vagina, podem inflamar causando a temida Bartholinite.

Hímen:
Cobre o introito vaginal (abertura da vagina). É um pedaço fino de tecido que possui um ou mais orifícios. Às vezes, um hímen pode ser esticado ou rompido como quando ocorre a primeira experiência sexual. Se rompido, pode sangrar um pouco.

Clitóris:
É uma pequena protuberância sensível, coberta pelos pequenos lábios. É uma área extremamente ligada ao prazer sexual e excitação.

Como funciona o
sistema reprodutor
da mulher?

Assim como em uma orquestra,
para que o sistema reprodutor feminino
opere em seu melhor desempenho,
devemos manter cada órgão,
cada parte, em harmonia.

É preciso entender que o ciclo menstrual nada mais é do que uma preparação do útero da mulher para receber uma gestação, e que a menstruação é apenas uma resposta do corpo lhe dizendo que naquele mês não deu certo, e que será necessário reiniciar todo o processo novamente para uma nova preparação.

Neste contexto, é importante saber que inicialmente os ovários produzem óvulos, que são transportados para as tubas uterinas (trompas), local em que poderá ocorrer a fertilização, caso haja encontro com um espermatozoide. O óvulo fertilizado então se move para o útero, onde o revestimento uterino interno (endométrio) se espessa, em resposta aos hormônios normais do ciclo menstrual (em especial o Estradiol). Uma vez no útero, o óvulo fertilizado pode se implantar no revestimento uterino espessado e continuar a se desenvolver (com ajuda do segundo hormônio que é a Progesterona). Se o implante não ocorrer neste ciclo, o revestimento uterino é descamado e surge o que conhecemos como fluxo menstrual ou simplesmente: menstruação.

Quando a mulher entra em "pausa", ou seja, na menopausa, significa que gradativamente seu corpo foi parando de produzir os hormônios necessários para que o ciclo reprodutor possa funcionar. Por isso, os ciclos menstruais vão se tornando irregulares até cessarem por completo.

Quando algo sai fora de sintonia, podem ocorrer as doenças que afetam tantas mulheres no mundo. Corrimentos de repetição, endometriose, Síndrome dos ovários policísticos, são algumas das que conversaremos nos próximos capítulos! Explicarei também como determinados comportamentos, como nossas escolhas alimentares, a prática de atividades físicas e mentais, bem como qual o papel dos hormônios, podem influir – para bem ou para mal – no contexto de sua saúde.

"Dicas do Doctor"
André Vinícius, para conquistar mais saúde

Cuidar do corpo e da saúde é uma tarefa essencial para nos mantermos sempre bem, seja por estética ou pelo lado saudável. Mas nem sempre temos tempo ou disponibilidade para cuidar de nós mesmos, devido à "correria" do dia a dia, outras tarefas ou até por não sabermos como realizar práticas que sejam boas para o nosso corpo.

Fazemos dietas, atividades que prometem ser "milagrosas" para emagrecer, tentamos ir a alguns especialistas e, depois de algumas semanas, voltamos aos mesmos pensamentos e ações, continuando a empobrecer nossa saúde.

Acabamos por desenvolver doenças, dificuldades e limitações físicas, tudo por causa da falta de atenção ao lidarmos com nosso corpo. E, além disso, deixamos nossa mente também desenfreada, tendo pensamentos negativos e criando crenças de que "somos assim mesmo" ou de que "essa limitação me pertence".

Mas será que é tão difícil assim ser saudável? Como podemos manter uma vida equilibrada em meio a tantas responsabilidades, tantas tarefas e tantos pensamentos diários?

Em linhas gerais,
quero compartilhar com vocês
uma pequena lista!

Livre-se das toxinas,
radicais livres e de pensamentos negativos.

Evite doces (açúcar refinado),
frituras e massas (carboidratos simples).

Durma bem, em um ambiente escuro e tranquilo.

Pratique atividades físicas diariamente
(a regularidade é melhor que a intensidade).

Faça uma suplementação adequada de nutrientes,
sob orientação médica.

Otimize seu metabolismo e perfil hormonal.

Consulte sempre o seu médico para tirar
as suas dúvidas!

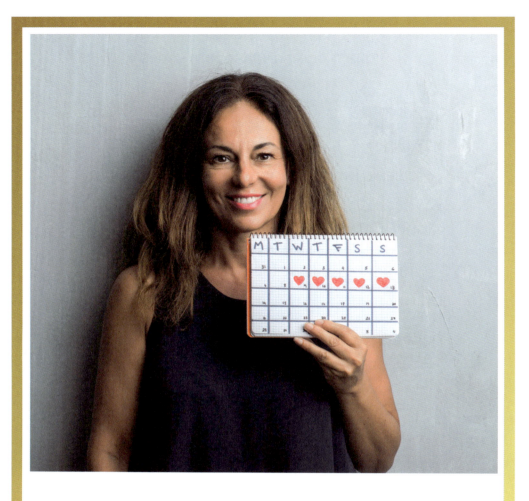

❝Gostaria que você soubesse que existe dentro de si uma força capaz de mudar sua vida, basta que lute e aguarde um novo amanhecer.❞

Margaret Thatcher

CAPÍTULO 2

TPM: encontrando soluções para fazer as pazes com a tensão pré-menstrual e a menstruação

Todos os meses ela vem, sem pedir licença, visitar você. Tem vezes que faz seu comportamento mudar. Como em uma montanha russa emocional, te leva a oscilar entre alegria e tristeza, choro e riso, empatia e raiva, ansiedade e apatia. Isso quando não lhe causa dores e náuseas. Estou falando dela, da Tensão Pré-Menstrual, mais conhecida como TPM! Que de tão complexa, vem sendo chamada de Síndrome Pré-menstrual (SPM).

Se você, minha querida GINEMUSA, já se sentiu assim, em meio a uma avalanche de emoções, saiba você não é a única! Estima-se que até 3 em cada 4 mulheres tenham experimentado alguma forma de síndrome pré-menstrual em idade fértil. Na verdade, essa é uma condição considerada comum entre as mulheres. É o sinal que o organismo dá de que em breve a mulher entrará no período da menstruação. De acordo com o Colégio Americano de Obstetras e Ginecologistas (ACOG), **"muitas mulheres sentem mudanças físicas ou de humor nos dias que antecedem a menstruação.**

Quando esses sintomas ocorrem mês após mês e afetam a vida normal de uma mulher, eles são conhecidos como TPM".

Segundo o ACOG, para ser TPM, é preciso que estes indicadores se manifestem nos cinco dias anteriores ao período menstrual, por pelo menos três ciclos menstruais seguidos, desaparecendo após quatro dias do início do período menstrual.

Há estudos que referenciam uma prevalência estimada entre 75% e 85% de mulheres que relatam algum desconforto físico ou emocional antes de menstruar. Já entre 10% e 15% podem necessitar de suporte clínico, enquanto 2% e 5% relatam terem de interromper suas atividades diárias, por ser uma TPM considerada incapacitante.

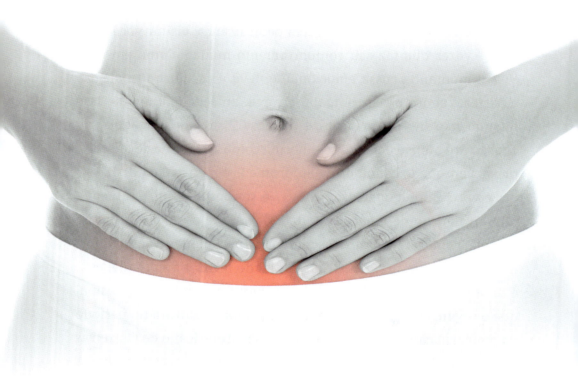

Entre os principais sinais
físicos e emocionais
que podemos citar que
caracterizam a TPM, temos:

Físicos

- Inchaço e dor nas mamas
- Dor de cabeça
- Enxaqueca
- Cansaço
- Dor nas costas
- Dor lombar e nos membros inferiores
- Obstipação ou diarreia
- Aumento do aparecimento de acne
- Inchaço abdominal e ganho de peso (devido a retenção de líquidos)
- Fadiga
- Náuseas e/ou vômito

Emocionais

- Irritabilidade ou sensibilidade excessiva
- Ansiedade
- Mudanças de humor
- Mudanças na libido
- Crises de choro ou, o contrário, de riso
- Tristeza
- Choro sem motivo aparente

Esses sintomas não costumam ser debilitantes, mas há inúmeras mulheres que relatam que a TPM atrapalha suas atividades diárias, seja em casa, seja no trabalho, seja na escola.

Podemos compreender que a TPM se refere à recorrência periódica de uma combinação de mudanças físicas, psicológicas e comportamentais na chamada fase lútea do ciclo menstrual (após a ovulação). Este é um dos problemas mais comuns quando falamos de saúde da mulher.

O que pode
ocasionar a TPM?

A TPM é um reflexo dos processos que o organismo feminino desencadeia no corpo para que ocorra a menstruação. Além dos movimentos naturais uterinos que geram dores e desconforto físico, podem também gerar a TPM, ou agravá-la, as mudanças hormonais, decorrentes do período menstrual. Conforme ocorrem transformações hormonais na mulher ao longo dos anos, a TPM pode ser mais acentuada ou ir desaparecendo, como durante a gestação e a menopausa.

Outro ponto que pode estar conectado à TPM pode se referir às mudanças químicas que ocorrem no cérebro, como a flutuação dos níveis de serotonina – uma substância química do cérebro (neurotransmissor) que, supostamente, desempenha um papel crucial nos estados de humor – pode desencadear sintomas da TPM. Quantidades insuficientes de serotonina podem contribuir para a depressão pré-menstrual, bem como para fadiga, desejos de comida (compulsão alimentar) e problemas de sono.

Vou te ajudar agora a entender por que durante a TPM você tem um desejo incontrolável por consumir CHOCOLATE!

O estradiol é um hormônio feminino que aumenta a concentração e principalmente o número de receptores dos neurotransmissores (**serotonina**, **dopamina** e **norepinefrina**), no período pré-menstrual o estradiol cai drasticamente.

Para produzir serotonina, nosso corpo necessita de um aminoácido chamado **triptofano**, que é encontrado no cacau. Ao comer chocolate (que é rico em cacau), acionamos áreas do cérebro que são responsáveis pelas nossas sensações de prazer. Além disso, existem outros nutrientes que estão com o metabolismo alterado nesse período da TPM, como o cálcio, o ferro e o magnésio, todos eles são abundantemente encontrados no chocolate. E o mecanismo é o seguinte: sempre que o nosso corpo sente a falta de algum nutriente, a tendência é sentirmos desejo pelos alimentos que possam substituí-lo ou estimular sua produção, daí vem a justificativa pela compulsão por chocolates na TPM. Legal, né?

Como melhorar os
sintomas de TPM?

Mudanças simples na rotina, como atividade física regular e a ingestão de alimentos ricos em ômega-3, são eficientes no combate aos indesejáveis sintomas físicos e psicológicos que antecedem a menstruação.

AQUI ESTÃO ALGUMAS DICAS PARA QUE VOCÊ FAÇA AS PAZES COM A TPM:

Ácidos graxos: ajuda bem-vinda!

Os ácidos graxos ômega-3, associados ao consumo de vitamina B6 e magnésio, auxiliam nos sintomas da TPM, amenizando-os! Consuma mais!

Exercício físico: grande aliado!

Mulheres que praticam exercícios físicos regularmente têm fluxo menstrual menos intenso que o das sedentárias e menor risco de cólicas! Por isso, exercite-se pelo menos 30 minutos ao dia. A atividade física ajuda na liberação de endorfina, o que vai te deixar mais disposta, ativa e feliz!

Procure terapias de relaxamento!

Meditação e Ioga podem contribuir com a manutenção do equilíbrio emocional neste período. Controlar a respiração pode auxiliar – e muito – nos períodos de tensão pré-menstruação.

Alimente-se bem!

Coma bem, tenha na alimentação uma importante ferramenta no combate aos sintomas da TPM. Procure consumir uma dieta alimentar o mais natural possível. Evite consumir alimentos ultra-processados, que contém ingredientes como açúcares refinados e outros produtos que podem potencializar os sinais da TPM. Mantenha-se longe daquelas comidas com gorduras saturadas, trans.

Não abuse dos doces!

Se você sente mais vontade de comer doces durante a TPM, não precisa se desesperar. Nesses momentos, tudo é questão de ajustar o seu organismo e não ceder aos impulsos! Para aliviar a vontade de comer doces procure consumir no lugar deles as carnes magras, ovos, folhas, banana, aveia e abacate! Estes são exemplos de alimentos que possuem nutrientes necessários para a **síntese de serotonina**, que irão favorecer o bom humor e alegria, reduzindo a ansiedade e vontade compulsiva por doces.

De nada adianta gerar uma certa saciedade momentânea e, minutos depois, voltar a se sentir incomodada. E pior: quando nos alimentamos mal, contribuímos com o aumento do risco de desenvolvermos doenças como obesidade, diabetes, síndromes metabólicas, além de agravar ou desencadear quadros de doenças, como a síndrome do ovário policístico (SOP), que inclusive é tema de um dos nossos próximos capítulos.

Se ainda assim você se sentir incomodada com a TPM, não há nada de errado nisso, pois cada organismo é único! Você, é única! Saiba que com orientação e acompanhamento ginecológico especializado e, em alguns casos até uso de medicações corretas (não aquelas que oferecem na televisão, nas propagandas, hein!?) é possível melhorar os sintomas da TPM.

Ciclo menstrual
processo de um corpo saudável

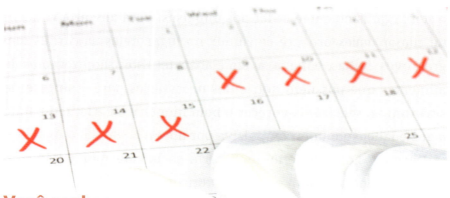

Você conhece seu ciclo menstrual?

Costuma estar preparada para quando a menstruação chega? O famoso "desceu pra mim"! O ciclo menstrual se refere às mudanças que o corpo da mulher sofre que resultam na menstruação. O tempo de cada um dos ciclos varia de mulher para mulher, mas, geralmente, dura em torno de um mês (28 dias). Porém, é considerado normal qualquer intervalo entre 21 a 35 dias. Então não se desespere se você for a única no seu círculo de amizades que não menstrua a cada 28 dias.

Embora seja essencial à reprodução humana, o ciclo menstrual representa um papel importante na saúde da mulher, e quando está regulado indica adequada produção hormonal.

Este é um outro assunto tabu para muitas mulheres: falar sobre sua menstruação. Como você se sente em relação a isso?

O ciclo menstrual é mais do que apenas o período de sangramento. Trata-se de duas etapas que interagem entre si: uma acontece no útero e outra nos ovários. Neste "duo", há ainda a intervenção do cérebro (hipotálamo e hipófise), que envia sinais via neurotransmissores e hormônios aos ovários e útero, em um mecanismo em que todos trabalham juntos a fim de manter o "ciclo" em perfeita sincronia.

Um ciclo menstrual começa no primeiro dia do sangramento e termina no início do próximo período (o que compõem os famosos "28 dias do calendário").

Compreender o ciclo menstrual é importante porque pode afetar o corpo da cabeça aos pés.

A MENSTRUAÇÃO, por exemplo, é o período em que o revestimento uterino interno (endométrio) se desprende e o sangue desce, literalmente. Neste momento, do ponto de vista hormonal, há uma queda abrupta na produção do estrogênio e da progesterona.

Já na chamada FASE FOLICULAR, que consiste no momento que vai do 1º dia do ciclo até a ovulação, os níveis de estrogênio começam a subir progressivamente e um óvulo, em breve, estará pronto para ser liberado. Ao mesmo tempo, a produção crescente do estradiol também tem uma função importante no endométrio que é espessá-lo para preparar esta camada interna do útero para a chegada de um bebê.

Quando o estrogênio atinge seu pico, há a chamada OVULAÇÃO, quando o óvulo é liberado do ovário. É aqui o chamado PERÍODO FÉRTIL da mulher, em que caso ocorra o encontro desse óvulo com o espermatozoide, poderá surgir o embrião.

Após a ovulação, entramos na segunda fase, a FASE LÚTEA, que compreende o tempo entre a ovulação e o início da menstruação. Seu corpo, neste momento, está "pronto para gestação". Hormonalmente falando, há um aumento da progesterona que, por sua vez, aumenta a vascularização do endométrio para melhorar a nutrição do futuro bebê.

Se naquele mês não tenha ocorrido a gestação, os níveis do estradiol e progesterona voltam a cair, para que um novo ciclo seja reiniciado, dando chance novamente para uma gravidez.

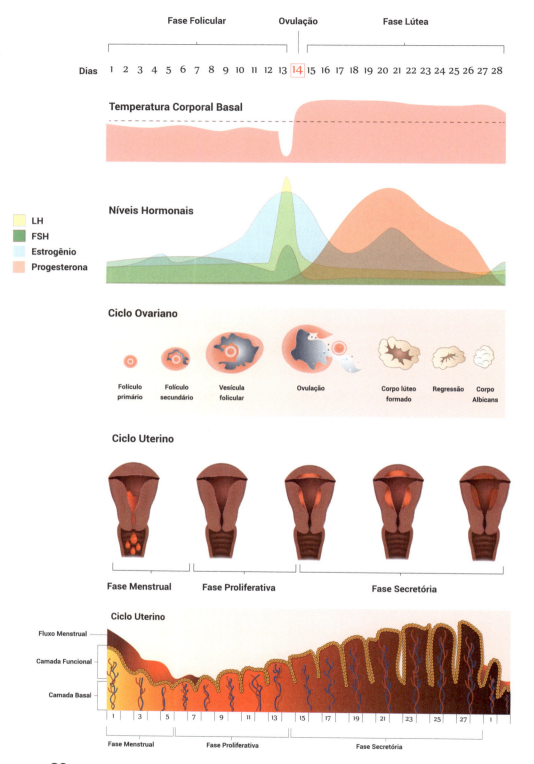

Ciclo menstrual e
maior chance de gestação

Uma pergunta comum surge quando falamos em ciclo menstrual e gestação: **"Há momento certo para tentar engravidar?"** A resposta é SIM. Trata-se do que chamamos de período fértil – do qual falei brevemente acima –, quando o hormônio LH é liberado em pico na corrente sanguínea e provoca o fenômeno da ovulação. O período fértil dura cerca de seis dias e ocorre, aproximadamente, três dias antes e três dias depois da ovulação, que, por sua vez, ocorre geralmente no meio do ciclo, entre 11–17 dias.

É importante saber que o ciclo menstrual deve ser regular para o cálculo ser mais preciso. Vamos entender um pouco mais sobre isso.

O óvulo, após ser liberado, é considerado viável para ser fecundado por até 24 horas, e o espermatozoide é viável por até 72 horas. O que isso quer dizer? Eu te explico. Significa, primeiramente, que a mulher só tem de um a três dias por mês para conseguir engravidar; segundo, que se um casal que está tentando engravidar tiver uma frequência de relações sexuais em intervalos maiores que três dias, especialmente durante o período fértil, a chance de engravidar é praticamente nula naquele mês.

Na prática, o que isso representa? Que não adianta (do ponto de vista reprodutivo, objetivando gravidez) ter 30 relações sexuais ao longo do mês, concentradas em poucos dias, e passar outra parte do mês sem relações, pois se estiver fora do período fértil não ocorrerá o encontro do óvulo viável com o espermatozoide viável. Muitas mulheres e casais acham quem são inférteis por falta desse conhecimento.

Outro aspecto que as GINEMUSAS, "tentantes ou não", costumam me questionar é se existe chance de engravidar tendo relação sexual durante a menstruação. Bom, vamos lá. O período menstrual é o momento em que o endométrio está se descamando, o que dificulta a implantação do embrião. Além disso, é difícil coincidir o período menstrual com a ovulação. Vale lembrar que algumas mulheres têm um ESCAPE (pequeno sangramento) no meio do ciclo, durante a ovulação, mas não o confunda com o sangramento da menstruação, porque neste período de escape intermenstrual a mulher está, sim, fértil!

Agora, e quando a menstruação atrasa? Quem já passou por isso sabe bem do que estou falando! Essa é aquela pergunta clássica, que deixa qualquer mulher angustiada (ou aliviada)... Não é só o fato de a menstruação atrasar que pode causar dúvidas sobre uma possível gravidez. O fato de a menstruação ir embora e voltar também pode deixar dúvidas se há um bebê a caminho!

Vamos compreender o que acontece. Quando a mulher tem um ciclo menstrual regular, com aproximadamente 28 dias (essa é a média da maioria das mulheres), ela tem maior chance de engravidar quando está no período fértil. Porém, mulheres que têm um ciclo irregular, que pode ser mais curto ou mais longo, não conseguem calcular com tanta precisão o período fértil e, por isso, o risco de engravidar é maior ao longo de todo o ciclo! É possível também que a menstruação ocorra por duas vezes no mesmo mês, o que pode acontecer devido a um ciclo irregular ou por causa de um ciclo menstrual curto.

Fiquem tranquilas! Na maioria das vezes, o atraso menstrual não acontece por conta de uma gestação que está vindo. As causas mais comuns eu cito abaixo:

A prática de atividade física em excesso, como acontece com atletas ou pessoas em preparação para alguma competição desportiva (no consultório, vejo muitas pacientes do Crossfit, que treinam intensamente 5–7 dias por semana);

Dietas muito restritivas com menos de 1000 kcal por dia;

Distúrbios alimentares como anorexia ou bulimia; Excesso de estresse (a própria ansiedade pelo fato da menstruação estar atrasada pode auxiliar para a alteração da pulsatilidade hormonal e fazer com que atrase ainda mais);

Alterações hormonais causadas por síndrome dos ovários policísticos, endometriose, mioma ou decorrentes do uso da pílula do dia seguinte;

Proximidade da menopausa, ou possibilidade de menopausa precoce;

Durante a amamentação;

Uso de medicações, como antieméticos, antidepressivos que podem atrasar a menstruação.

Então antes de correr em desespero e realizar mil testes de gravidez de farmácia, relaxe, respire fundo, agende sua consulta com o seu amigo ginecologista, ele vai te ajudar a entender o que está acontecendo com você.

Menstruação
e Exercícios

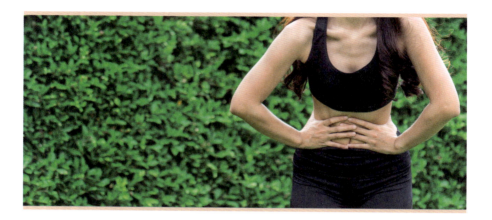

Durante a menstruação, em geral nos cinco primeiros dias do ciclo, ocorre a diminuição do estrogênio e da progesterona, o que pode causar cansaço, cólica e indisposição. Este é um momento que você pode pegar um pouco mais leve nos exercícios, mas é importante mantê-los.

Nos primeiros dias após a menstruação, há um aumento gradativo na produção de estrogênio, período ideal tanto para atividades físicas aeróbicas, como caminhada, pilates, exercícios funcionais...

Durante o período periovulatorio e durante a ovulação, entre o 11º e 17º dia do ciclo, há um aumento na produção de estrogênio, fazendo com que você tenha mais disposição e energia, o que pode ser um momento ideal para exercícios de explosão, tais como crossfit, treino HIIT com peso. Ou seja, esse é o melhor momento do mês para fazer atividade física ao máximo e extrair o melhor que a prática pode lhe oferecer.

Posteriormente, no período pós-ovulatório, a progesterona continua aumentando, o que aumenta a força da mulher e facilita o levantamento de peso na academia.

Cólica **menstrual**

Conhecida com dismenorreia, a cólica é uma dor na região pélvica que aparece um pouco antes ou junto da menstruação e pode variar de intensidade. Ela é resultado da contração do útero quando expulsa o sangue menstrual e do excesso de uma substância que o corpo produz durante a menstruação, a prostaglandinas – no caso da dismenorreia em especial, prostaglandinas E2 e F2alfa.

Em alguns casos ela pode ser tão forte que incapacitam as mulheres de seguir com suas atividades rotineiras, podendo causar até mesmo transtornos gastrointestinais e cefaléia.

As dores, muitas vezes, escondem problemas que podem até mesmo afetar a fertilidade feminina, mas que quando diagnosticados precocemente são resolvidos com o uso de medicamentos, mudanças no estilo de vida ou intervenções cirúrgicas.

É possível prevenir ou amenizar as cólicas menstruais ao longo de todo o mês. Manter uma alimentação saudável e equilibrada, ingerindo todos os nutrientes necessários e sem pular refeições, auxilia a saúde como um todo. Praticar exercícios físicos com frequência também colabora para a redução do fluxo menstrual e de possíveis processos inflamatórios, graças à liberação da endorfina, o hormônio que gera a sensação de satisfação e bem-estar.

Se as cólicas menstruais persistirem e se mostrarem severas procure seu ginecologista, apenas um especialista pode diagnosticar a causa da dor e orientar o melhor tratamento.

Por que devo me preocupar
com minha saúde menstrual?

Para que você possa de fato fazer as pazes com este período e reduzir as experiências negativas, é essencial ter acesso às informações necessárias.

É por meio da avaliação da saúde menstrual que será possível identificar quadros como um sangramento uterino anormal, pólipos, miomas. Além disso, conhecer os sinais e saber como lidar com cada um deles – desde o prenúncio da menstruação, seja ele com ou sem a TPM – oferece a oportunidade de educar as mulheres sobre quais sintomas menstruais podem ser normais ou anormais. Com isso, se torna possível ter acesso a um tratamento adequado e melhorar a condição de saúde.

Lembre-se: seu ciclo menstrual deve ser considerado como uma importante ferramenta para avaliar sua saúde!

UMA DICA QUE COSTUMO DAR ÀS MINHAS GINEMUSAS É:

Procure estar atenta
aos sinais do seu corpo,
ele é a sua casa.
E conhecer onde você vive e o que
pode provocar alguma dor é essencial
para evitar tais comportamentos
e viver melhor.

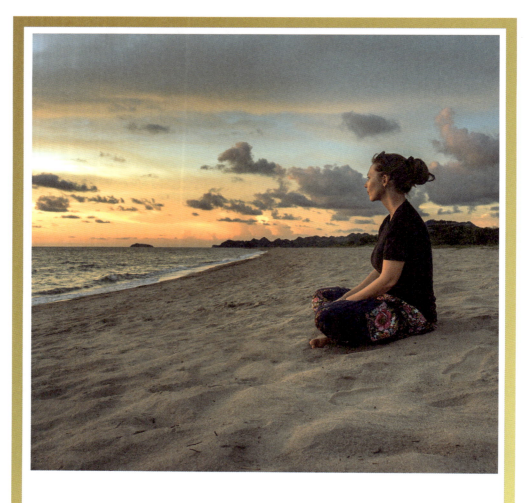

"A dor é inevitável.
O sofrimento é opcional."

Carlos Drummond de Andrade

CAPÍTULO 3

Endometriose: como minimizar e tratar esse mal da mulher moderna

O tratamento para **endometriose** deve ser feito de forma multidisciplinar. Por meio da **medicina funcional**, podemos obter **resultados muito positivos** sem, necessariamente, o uso de pílulas anticoncepcionais!

De acordo com o Ministério da Saúde, uma em cada dez brasileiras em idade reprodutiva tem endometriose. Você faz parte desta estatística? Independentemente de ter ou não o diagnóstico, é fundamental conhecer mais sobre essa doença inflamatória hormônio-dependente que, segundo dados da Organização Mundial da Saúde (OMS), atinge entre 10% a 15% da população feminina mundial. Além disso, estudos associam aa endometriose a uma maior probabilidade no desenvolvimento de doenças autoimunes, como hipotireoidismo e fibromialgia.

O que é, afinal, a endometriose?

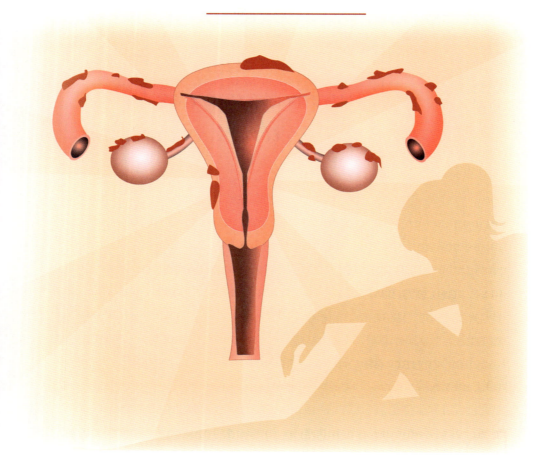

Trata-se de uma doença cuja causa ainda não está muito bem definida, são diversas as teorias que tentam explicar todos os casos de endometriose, mas nenhuma consegue sozinha explicar tudo. Sem dúvida, a endometriose é decorrente de um processo inflamatório que causa o crescimento do tecido endometrial (aquele que é expelido durante a menstruação) fora da cavidade uterina. Normalmente, ocorre na pelve, em especial no ovário – formando os conhecidos endometriomas, um tipo de cisto que pode causar infertilidade e já teve sua evolução associada ao câncer de ovário, mas também pode ocorrer em localização fora da pelve.

Há casos de endometriose profunda em que a doença pode atingir intestino e bexiga, e até mesmo já se documentaram casos em que o tecido endometrial se alojou em órgãos como pulmões e o cérebro. Isso se dá porque as células da endometriose podem ser transportadas pelo sistema circulatório, ou seja, se espalham via corrente sanguínea ou linfática.

E o importante é entender que mesmo fora do útero, o tecido endometrial mantém seu comportamento em responder às variações hormonais que ocorrem durante o ciclo menstrual – como comentamos no capítulo anterior na primeira fase do ciclo menstrual o estradiol estimula o espessamento do tecido endometrial e no final da segunda fase, caso não tenha acontecido a gravidez, a queda dos hormônios faz esse tecido descamar – e aí a paciente com endometriose "menstrua" onde tiver esse tipo de tecido, causando dor! Imagina sangrar todos os meses durante a menstruação pelo pulmão, ou no cérebro, ou pelo intestino.

Terrível, né? Mas vale ressaltar que esse sangramento não ocorre necessariamente em todos os locais em que o endométrio se instala, porém, com o passar do tempo, ele provoca inflamações no órgão ocupado.

E quais os sintomas
dessa doença?

Sempre que ministro aula de endometriose nas universidades de Medicina, em que sou professor, utilizo a figura abaixo para lembrar quais são os sintomas que podem nos dar uma dica de que aquele sintoma pode ser endometriose. Ela é a doença dos 4 D's principais: Dificuldade de engravidar (infertilidade), Dispareunia de profundidade (dor durante a penetração sexual), Disquesia (dor durante a evacuação) e Dismenorreia (cólica menstrual intensa).

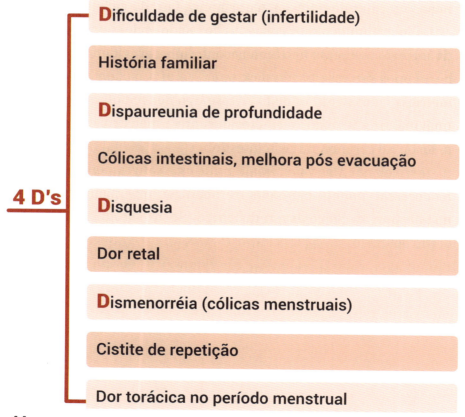

Além disso, de acordo com cada região em que o tecido endometrial se instala, os sintomas podem variar. Por exemplo, na bexiga pode causar dor ao urinar e sensação de irritação (similar com a que ocorre nas infecções urinárias), no pulmão pode causar sangramento no órgão e fazer com que a paciente tenha tosses com sangue. Já quando o foco está na região do intestino, pode haver dor durante as evacuações ou alterações do hábito intestinal, seja com constipação ou diarreia, e ao se instalar no nervo ciático pode ocasionar dores no músculo posterior das coxas, bem como na coluna lombar.

Como vocês podem ver é muito difícil fazer um diagnóstico de endometriose. Por isso, a literatura médica aponta que existe um atraso em torno de 10 anos entre os primeiros sintomas e o diagnóstico médico da doença – o que atrasa muito o tratamento.

Devido a todos esses sintomas, a endometriose impacta negativamente a qualidade de vida das mulheres, fazendo com que muitas tenham suas vidas sexuais e relacionamentos familiares afetados, assim como queda na performance profissional, sendo uma das grandes causas de absenteísmo no trabalho e nas escolas. A dor pélvica crônica, por exemplo, está associada à baixa qualidade de vida, além disso, a dor constante também está associada à depressão, comprometendo profundamente a qualidade de vida da paciente em diversas esferas.

Há ainda uma significante proporção de mulheres com endometriose que se mantém assintomática, sendo importante manter os exames ginecológicos em dia para evitar maiores problemas no futuro.

Causas

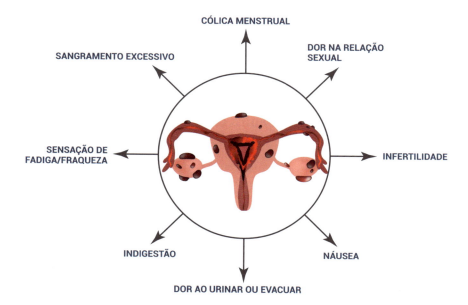

A medicina ainda está "engatinhando" quando se trata de entender qual é exatamente a causa da endometriose. Há diversas teorias que tentam explicar seu surgimento e, da mesma forma, há diversos tratamentos e nenhum até o momento consegue efetivamente curar esta doença.

Por isso, é tão importante avaliar cada paciente individualmente, já que os indícios mostram que a doença pode ser multifatorial, envolvendo desde o estilo de vida até fatores genéticos e anormalidades imunológicas – que podem permitir, por exemplo com que as células do endométrio se espalhem pelo corpo.

Considerada uma doença crônica inflamatória de caráter estrogênio-dependente, isso significa que todas as situações que favorecem o aumento excessivo da produção de hormônios estrogênicos tendem a contribuir para o desenvolvimento dessa doença. E é justamente por isso que digo às minhas pacientes que **a endometriose pode ser considerada uma doença da mulher moderna, já que muitos dos hábitos contemporâneos podem favorecer e agravar a condição.**

Além disso, atualmente a mulher menstrua centenas de vezes ao longo da vida, enquanto antigamente menstruava apenas algumas dezenas de vezes, já que a primeira menstruação ocorria mais tarde e a gravidez costumava ser mais cedo, com a mulher tendo mais filhos (passando um maior período amamentando, consequentemente, sem menstruar).

Agora é o momento que eu, como médico,
preciso chamar a sua atenção.
Nossos hábitos refletem a nossa
qualidade de vida.
E eles vão muito além do que
influenciar ou não na endometriose.
Eles impactam tanto sua saúde física
quanto a saúde mental e, no fim,

tudo isso está interligado!

Sendo assim, algumas **questões** que podem estar **relacionadas à endometriose** são:

▶ A alimentação de má qualidade e pró-inflamatória;

▶ Sedentarismo;

▶ Sono de má qualidade;

▶ Estresse;

▶ Os desreguladores endócrinos, que agem como se fossem um estrogênio estranho em seu organismo, predispondo e/ou piorando a endometriose, tais como:
  • o plástico (contendo Bisfenol A),
  • o mercúrio dos peixes contaminados,
  • algumas maquiagens (contendo metais pesados – como tálio, chumbo),
  • agrotóxicos.
  • a pílula anticoncepcional oral.

Entendam, o hormônio natural produzido pelo ovário é o estradiol, já o presente na maioria das pílulas anticoncepcionais de via oral é, na maioria das vezes, o etinilestradiol, que faz com que passemos da função fisiológica (do hormônio natural) para uma função farmacológica, podendo trazer efeitos adversos. Como se não bastasse, o anticoncepcional oral pode ainda mascarar os sintomas da endometriose por muitos anos, fazendo com que ela só seja detectada num estágio mais avançado, em que possa haver sequelas.

Então, como podemos
fazer o diagnóstico?

A partir do início dos sintomas, até a primeira consulta médica e, por fim, o parecer conclusivo, a endometriose pode levar muito tempo para ser diagnosticada. Isso varia de acordo com cada país. Por exemplo, na Noruega e Espanha o tempo é de cerca de oito anos, cerca de seis na Áustria, e no Brasil aproximadamente 10 anos. Isso ocorre porque apesar da endometriose ser uma doença razoavelmente comum, ainda há muito desconhecimento acerca de quando pensar nela – inclusive entre os próprios médicos.

É preciso que haja uma maior atenção na avaliação dos sintomas e é dever do seu ginecologista se atentar às suas reclamações, principalmente porque alguns sintomas podem passar a falsa impressão de que são normais, quando, na verdade, não são. Toda mulher deve ter direito à uma vida sexual sem dor, por exemplo.

Podemos dividir o diagnóstico da endometriose em algumas fases, mas é importante que você tenha ciência de que o diagnóstico clínico já é o suficiente para iniciar tratamentos visando amenizar os sintomas. Desta maneira, a consulta com um ginecologista de confiança é o primeiro passo, para que ele possa ouvir suas queixas. O segundo passo é a realização de exames de imagem para auxiliar no diagnóstico, além da análise dos sintomas.

Há alguns recursos que têm se mostrado bastante promissores, como o uso do ultrassom pélvico transvaginal com preparo intestinal, que é um dos exames mais importantes para isso, pois tem um custo bem mais acessível que a ressonância magnética, por exemplo, e que apresenta tanto uma sensibilidade quanto especificidade semelhantes a este último.

Falando em cirurgias, a laparoscopia (um procedimento cirúrgico minimamente invasivo realizado sob efeito de anestesia) é utilizada tanto para confirmação (visto que a endometriose é uma doença histológica, ou seja, precisamos ter certeza de que se trata de células de dentro do útero localizadas fora dele) quanto para tratamento da endometriose. Mas, em muitos casos, apenas o tratamento clínico não-cirúrgico pode ser eficaz. O importante é diagnosticar a endometriose e, junto ao seu médico, entender qual o tratamento mais indicado.

Ainda sobre o diagnóstico da endometriose, após cuidadosa análise, o médico poderá classificá-la de acordo com a American Society for Reproductive Medicine (Sociedade Americana de Medicina Reprodutiva), que apesar de ser considerada insuficiente para dar conta da complexidade de toda a doença, pois não correlaciona o estágio da endometriose com prognóstico e nível de dor, ainda é a mais popularmente utilizada, e classifica a doença em estágios, de acordo com a localização dos implantes endometrióticos, o tamanho, a profundidade e a gravidade das aderências.

Estágio 1 (endometriose mínima) – implantes isolados e sem aderências.

Estágio 2 (endometriose leve) – implantes com menos de 5 mm (superficiais), sem aderências.

Estágio 3 (endometriose moderada) – implantes múltiplos, aderências peritubárias e periovarianas evidentes.

Estágio 4 (endometriose grave) – implantes múltiplos superficiais e profundos, além de endometriomas e aderências densas e firmes.

Independentemente de qual
a classificação, entenda:
cada organismo é único.
Você é única!
Logo, não existe uma
"receita de bolo" para tratar
o seu organismo, algo que
abordarei a seguir!

Tratando a
endometriose

É lógico que ninguém gosta de sentir dor e quando se trata da endometriose, as dores beiram ao insuportável! Assim, é preciso ter a consciência de que quanto mais cedo você iniciar o tratamento, melhor. E qual é o tratamento ideal? Isso dependerá de cada caso, levando em consideração a idade da paciente, a gravidade dos sintomas, se há o desejo de gravidez no momento do diagnóstico, a localização e extensão da doença, entre outros fatores.

Porém, em via de regra, podemos citar algumas atitudes que podem melhorar o quadro. Isso porque com o tratamento funcional, buscamos tratar não apenas os sintomas, mas também suas possíveis causas. Como no tratamento de todas as doenças, sempre digo às minhas pacientes que não faz o menor sentido ficarmos apagando incêndio enquanto o gás ainda está aberto. Assim, quando o assunto é o enfrentamento da endometriose, adotar um estilo de vida mais saudável é fundamental e isso passa por alguns tópicos:

Invista na alimentação **anti-inflamatória**

O tratamento multidisciplinar da endometriose exige o trabalho integrado da Nutrição funcional, Nutrologia e Ginecologia. Reeducação alimentar é fundamental quando estamos tratando a endometriose. De acordo com estudos, uma alimentação deficiente em nutrientes pode estar associada a alterações do metabolismo dos lipídios e estresse oxidativo, favorecendo as alterações epigenéticas que podem estar envolvidas na gênese e progresso da endometriose.

Radicais livres são os principais responsáveis pelo processo de oxidação que podem causar a inflamação das células. Por isso, o consumo de alimentos fontes de antioxidantes (como as vitaminas do complexo B, além das vitaminas A e E) pode ser de grande ajuda. Aposte, também, em alimentos com vitamina C, como acerola, laranja, brócolis, couve e pimentão amarelo, pois esta possui efeito anti-inflamatório e antiangiogênico (impedindo a formação de novos vasos) e, assim, atua na diminuição do estresse oxidativo. Inclua, também, fontes de ômega-3 em sua dieta, como sementes, nozes, peixes, algas e folhas verde, que é precursor de moléculas com efeitos anti-inflamatórios, agindo na proteção do organismo e podendo amenizar a dor crônica.

Por fim, não deixe de atentar-se a um maior consumo de frutas e verduras (preferencialmente orgânicas) e cereais integrais para obter um maior efeito protetor, com redução no risco de desenvolvimento e progressão da doença. Evite glúten, açúcar refinado, soja, proteína do leite e amendoim (alimentação anti-inflamatória, lembram-se?), cuidando também de sua saúde intestinal, já que o acúmulo de bactérias patogênicas no intestino pode agravar as dores.

Na endometriose, a própria alimentação pode contribuir muito para o controle dos sintomas da doença. Em pacientes em crises agudas de dor, é fundamental fazer a exclusão de alimentos com potencial alergênico como: cítricos, frutos do mar, trigo, leites e seus derivados, soja, açúcar refinado, amendoim. A dieta com baixa quantidade de FODMAP (Fermentable, Oligosaccharides, Disaccharides, Monosaccharides and Polyols), acrônimo utilizado para agrupar um conjunto de carboidratos osmóticos que apresentam difícil digestão, parece ser fundamental para o controle dos sintomas. Por isso que é fundamental o acompanhamento com uma nutricionista funcional neste tratamento.

Suplementação

Além de uma boa alimentação, o tratamento da endometriose pode contar também com o apoio da suplementação. O resveratrol, por exemplo, um antioxidante encontrado em casca de uvas escuras, pode atuar inibindo a resposta inflamatória, o estresse oxidativo e causando a supressão da proliferação das lesões endometriais – reduzindo os sintomas e, principalmente, a dor.

Outros componentes importantes que podem ajudar é a suplementação de vitamina D, que pode auxiliar na redução da invasão e proliferação dos focos de endometriose. Apesar de nossa maior fonte ser o Sol, sabemos que é difícil atingir os níveis adequados apenas por essa via, no geral é necessário a suplementação oral.

A cúrcuma (ou açafrão-da-terra no Brasil), bastante utilizada na culinária, pode também ser utilizada como um suplemento para as mulheres com endometriose, apresentando potente efeito anti-inflamatório, antioxidante e antiproliferativo.

Exercite-se

Exercícios físicos podem ter efeito protetor contra doenças relacionadas aos processos inflamatórios, aumentando a imunidade, reduzindo a atividade de citocinas pró-inflamatórias e aumentando a liberação de substâncias anti-inflamatórias. Enquanto a musculação pode ainda auxiliar no combate à resistência insulínica e fortalecimento do corpo, a atividade aeróbica auxilia na liberação de endorfinas (efeito vasodilatador e analgésico), que podem inibir o GnRH, hormônio que estimula a produção de estrógeno pelo ovário, e, consequentemente, acabam reduzindo a produção de estrógenos ovarianos que alimentam a endometriose.

Praticar exercício físico de forma regular beneficiará todo o seu organismo, então, nada de sedentarismo! Mas, lembre-se: sempre consulte um médico e um bom educador físico antes de dar início a alguma atividade física voltada para o tratamento da endometriose.

Apoio
medicamentoso

Diversos tratamentos medicamentosos são mencionados na literatura: uso contínuo de pílulas anticoncepcionais combinadas, DIU de levonorgestrel, pílulas contendo apenas progestágeno, análogos do GnRH. Porém, vale sempre reforçar a importância de abordagens multidisciplinares, que são fundamentais. No entanto, há alguns medicamentos que têm demonstrado efeito positivo no tratamento da doença. Aqui irei comentar as principais estratégias que eu utilizo com bastante sucesso nas minhas pacientes.

Quem me acompanha nas minhas redes sociais (em especial no meu Instagram @dr.andrevinicius) sabe o quanto eu sou adepto do uso da Gestrinona para o tratamento e controle clínico dos sintomas da endometriose.

A Gestrinona (um progestogênio derivado da 19-nor-testosterona) tem trazido resultados inspiradores no controle dos sintomas e bloqueio do crescimento de focos de endometriose. Trata-se de um hormônio que, apesar de ser sintético, tem uma ação muito positiva na endometriose especificamente. Ele age de três formas: através de uma ação antiprogestogênica (a progesterona é quem faz com que o endométrio descame), anti-estrogênica (como falamos anteriormente, o estrogênio é o grande responsável pelo crescimento e ativação dos focos de endometriose) e também tem uma ação androgênica, regulando positivamente os níveis da testosterona livre. Isso melhora mais rapidamente a qualidade de vida da paciente, diminuindo a dor, melhorando a libido e, assim, consequentemente, melhorando também a vida sexual da mulher.

Inibidores do NF-kB também podem ser interessantes no tratamento da endometriose, já que o Fator Nuclear Kbeta, um complexo de proteínas que tem a função de levar mensagens externas para o núcleo celular, indicando que a sua célula está em contato com algum fator de estresse, faz com que ocorra a liberação de substâncias inflamatórias e quando o corpo está mais inflamado ele começa a exacerbar os sintomas da endometriose.

Neste capítulo, procurei abordar a endometriose como costumo tratar junto às minhas pacientes: explicando "desde o começo", com uma visão completa sobre o tema. Assim, espero contribuir tanto para a divulgação dessa doença, que até hoje ainda é negligenciada por uma parcela da classe médica e que, muitas mulheres, ainda não entendem como funciona.

É imprescindível dizer que cada paciente é única, ou seja, terá uma experiência diferente com a doença, mas se você sofre com cólica durante a menstruação ou quaisquer outros sintomas que procurei descrever aqui, não deixe de procurar um ginecologista para ser avaliada.

A endometriose compromete – e muito – a qualidade de vida da mulher, mas é uma doença completamente tratável. **Busque ter um estilo de vida anti-inflamatório,** com uma boa alimentação, prática de exercícios físicos e cuidando também da saúde mental, já que o estresse e a ansiedade podem prejudicar o quadro.

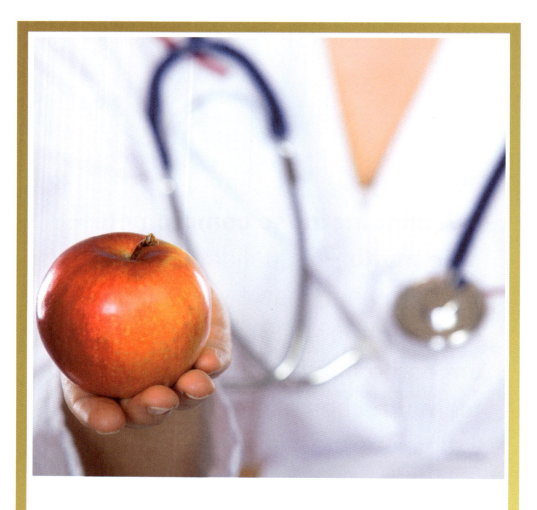

"Que seu remédio seja seu alimento, e que seu alimento seja seu remédio"

Hipócrates

CAPÍTULO 4

SOP
Síndrome dos Ovários Policísticos

Chegou a hora de falarmos sobre ela, a Síndrome dos Ovários Policísticos (SOP). Trata-se de um dos distúrbios hormonais mais comum entre as mulheres. A SOP é uma disfunção ovariana com alterações reprodutivas, endócrinas e metabólicas que afeta entre 6% a 21% de mulheres em idade fértil. Trata-se de uma condição caracterizada pela alteração do ciclo menstrual, aumento dos níveis de hormônios androgênicos masculinizantes (testosterona, androstenediona, DHEA) no corpo da mulher, levando a sinais e sintomas como: a irregularidade menstrual, o surgimento de acne, o aumento da gordura corporal e dos pelos indesejados pelo corpo, em lugares como braços, pernas, costas, região do rosto e bumbum, além do surgimento de cistos nos ovários.

Existe um consenso geral apresentado em estudos científicos de que o diagnóstico de SOP requer a presença de pelo menos duas das três seguintes anormalidades:

- anovulação (podendo se manifestar como oligomenorreia – períodos irregulares, ou amenorreia – períodos ausentes de ovulação);

- níveis elevados de andrógenos séricos ou manifestações clínicas de hiperandrogenismo;
- ovários policísticos em exames de imagem, como a ultrassonografia.

> Obs: descartar outras condições que possam apresentar os mesmos sinais e sintomas

No entanto, um fato muito importante que precisa ser mencionado é que o nome SOP leva as pessoas a focarem o entendimento desta doença como um problema ovariano. Quando na verdade, a doença não está exatamente no ovário – este é apenas um dos órgãos afetados pelas alterações endócrinas que a SOP ocasiona. **O mais correto seria chamar a SOP de Síndrome Endócrina Metabólica Reprodutiva – pois é exatamente isto que ela é.**

Agora, o que muitos desconhecem é que a SOP está relacionada intimamente com o aumento da resistência insulínica (RI). Esta, sem dúvida, minha cara GINEMUSA, pode ser considerada uma das bases fisiopatológicas da síndrome e ainda pode levar a alguns agravos que vão muito além dos cistos ovarianos, tais como desenvolvimento de síndrome metabólica, obesidade, hipertensão, esteatose hepática (gordura no fígado) e dislipidemia (que aumenta a chance de entupimento das artérias), apneia do sono e, até mesmo, distúrbios emocionais, como depressão, para citar alguns. Conseguem perceber que, na verdade, a morfologia do ovário tem pouquíssima importância?

Por isso, o tratamento tem como fonte principal o controle dos níveis de insulina. Porém, como as pacientes apresentam muitas alterações na pele, como aumento dos pelos e de acne, os anticoncepcionais hormonais foram e ainda são os mais utilizados nestes casos, mas sabemos que, em via final, essas medicações podem até piorar a resistência insulínica quando utilizados por longos anos.

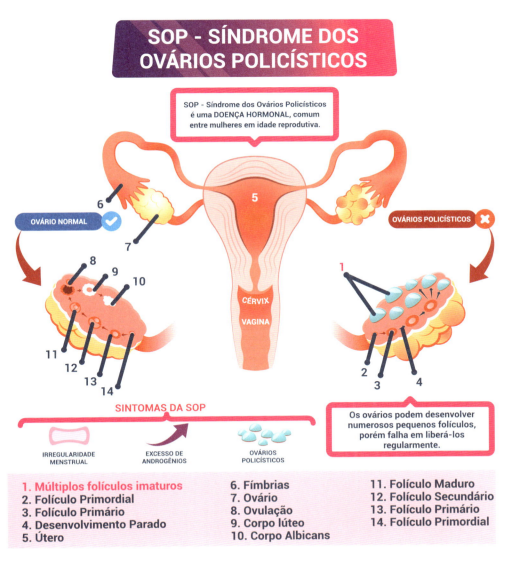

Outro grande problema em relação ao uso exclusivo das pílulas anticoncepcionais como tratamento é que, na maioria das vezes, elas geram na paciente a falsa impressão de que está tudo bem.

Veja por que isso acontece.

A paciente com SOP procura o seu ginecologista por estar apresentando alterações do ciclo menstrual (longos períodos sem menstruação), oleosidade da pele, acne e pelos, além da presença de cistos nos ovários. O que acontece é que essas alterações decorrem do aumento da resistência insulínica que por sua vez aumenta a produção de hormônios androgênicos. As pílulas anticoncepcionais utilizadas para a SOP são pílulas que contém hormônios sintéticos com características ANTI-ANDROGÊNICAS, ou seja, reduzem os níveis dos hormônios masculinizantes, fazendo com que, durante o uso desses fármacos, os pelos sumam, a oleosidade diminua, os cistos desapareçam do ovário e até os ciclos menstruais fiquem falsamente regulares. Por que ciclos falsamente regulares? A paciente acha que está menstruando durante a pausa da pílula, mas na verdade ela está fazendo um sangramento por supressão dos níveis hormonais e não menstruando). Tudo isso gera a falsa impressão de que ela está sendo adequadamente tratada, mas é só suspender o uso da medicação que todos os sintomas voltam. E por que isto acontece? Porque você não está tratando a causa e, sim, os sintomas. Compreenderam o problema?

Agora, como a **síndrome dos ovários policísticos** é uma doença que deve ser continuamente tratada, **através de mudança de estilo de vida,** é preciso que haja outras ferramentas terapêuticas agregadas, que incluam o manejo do estresse, a alimentação com restrição de carboidratos refinados (*low carb*), a prática regular de atividade física e, claro, medidas para controle dos níveis de insulina (por vezes com uso de medicamentos sensibilizadores da insulina).

Há indicativos de que a SOP tenha como fator de risco a genética. Mas, será então que se você tem, sua filha terá? Se sua mãe, avó, tia tem, você terá SOP? Podemos dizer que há um aumento de chances de até 50% de algum parente de primeiro grau apresentar a doença, caso haja casos em sua família. Entretanto, uma boa notícia: como toda doença que tem carga genética como fator de risco associado, nós podemos nos munir dessa informação e adotar comportamentos que contribuirão para desativarmos os chamados "gatilhos da doença", ou seja, que ajudarão você a "desligar" estes genes no caso de SOP.

Esse é o conceito de EPIGENÉTICA – modular a expressão dos seus genes através do seu estilo de vida. Como posso fazer isso? Via de regra, através da adoção de um conjunto de hábitos saudáveis, que incluem alimentação, prática regular de atividades físicas, manejo do estresse, sono de qualidade, e suplementos individualizados para as alterações genéticas específicas que você apresente. Atitudes que equilibrem sua saúde física, mental e emocional!

E, caso você tenha SOP ou conheça alguém que tenha, saiba que apesar de ainda não ter cura, a SOP pode ser bem controlada, minha GINEMUSA, lhe permitindo conviver com o máximo de qualidade de vida, tornando essa doença assintomática! Quer saber como? É o que vamos descobrir juntos agora!

Vamos em frente!

Espero que esteja pronta!

Cuidar da SOP requer conhecimento, mudança de estilo de vida e adoção de comportamentos saudáveis! Vamos juntos? **O "Doctor" aqui está pronto para te ajudar** a transformar sua relação com a SOP ou a daquela sua amiga que precisa saber mais sobre isso!

Será que usar **anticoncepcional** é o suficiente para **combater a SOP?**

Se apenas um comprimido por dia fosse o suficiente para tratar a SOP, tudo estaria resolvido, não é mesmo? Ou será que não? A verdade é que a SOP é muito complexa para ser solucionada com uma pílula anticoncepcional. Parto do pressuposto de que você quer mudar a sua história e ir além de ter uma menstruação "regulada" e redução de acne, que são alguns dos poucos "benefícios" transitórios que há em usar pílula como conduta terapêutica para manejar os sintomas de SOP. Entenda: o anticoncepcional, como já comentei, aliviará o sintoma, mas não tratará a causa. Portanto, talvez seja hora de pensar em dar adeus à pílula!

Anticoncepcionais mascaram os sintomas e ainda podem agravar a resistência insulínica, **piorando o quadro** da SOP a longo prazo.

SOP e DIU
de cobre

Uma das principais dúvidas das mulheres com SOP que recebo em meu consultório ou que me acompanham nas redes sociais é: "Dr. André, qual o melhor método contraceptivo para mim"? Preciso dizer a você que é aquele que não interfira na fisiologia e nem nas alterações hormonais de seu organismo. Essa opção de tratamentos contraceptivos não hormonais é uma crescente exigência por grande parte da população feminina e da qual sou defensor.

Uma destas alternativas mais comuns é o chamado "DIU de cobre" (dispositivo intrauterino). Além de sua ação contraceptiva, ele ainda apresenta vantagens para quem tem SOP, por não apresentar interferência na fisiologia hormonal feminina, garantindo uma contracepção segura, reversível a qualquer momento e com menos efeitos colaterais.

Ainda tem em seu favor o fato de minimizar transtornos do humor e efeitos como baixa da libido, além de não gerar aumento de peso e de reduzir a chance de risco por trombose venosa profunda (que podem estar associados em maior ou menor grau com o uso de pílulas contraceptivas, devido a presença de hormônios sintéticos em sua composição).

O uso do DIU de cobre permite ainda uma maior liberdade para que o seu médico possa associar drogas sensibilizadoras da insulina e outras medicações para controle dos sintomas da SOP.

Atualmente, encontramos o DIU de cobre de diversos tipos, variando desde a quantidade de cobre, da duração e até de tamanhos, essas características permitem a este contraceptivo respeitar a individualidade das minhas GINEMUSAS.

DIU
de Cobre com Prata

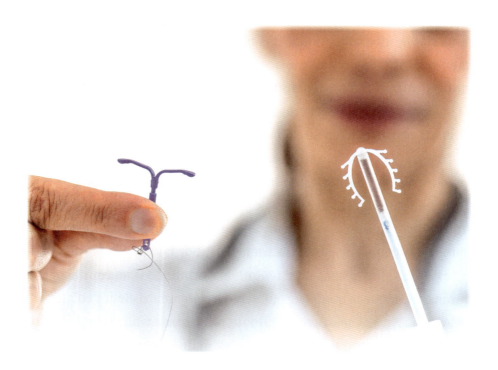

O DIU de cobre com prata tem sido considerado uma importante alternativa, pois possui uma excelente eficácia contraceptiva e também é livre de hormônio, atuando apenas como "barreira física" e não provoca nenhuma alteração hormonal, não impactando negativamente com a fisiopatologia da doença.

E quais as diferenças do DIU de Cobre e Prata comparados com o DIU de Cobre isolado? Duração de 5 anos; menor cólica, porque a presença da prata reduz a fragmentação do cobre; menor fluxo menstrual; maior adesão pelas pacientes; formato em Y, mais anatômico que o convencional T de Cobre.

SOP e Medicações:
o Inositol e a Metformina

Você sabia que concentrações elevadas e persistentes de insulina podem agravar a hiperinsulinemia? Pois bem, essa condição estimula a produção de andrógenos, a secreção pelas células da teca dos folículos e ainda reduzem a concentração da globulina transportadora dos hormônios sexuais.

"Mas o que isso tem a ver com a SOP, Doutor?"

Tudo! Esses são fatores que fazem aumentar os chamados andrógenos livres, que são hormônios, e fomentam os sintomas da SOP, que já vimos anteriormente aqui neste capítulo (acne, oleosidade, espinha, queda de cabelo, sobrepeso). Como a SOP está associada à resistência insulínica (RI) – e vou frisar muito isso aqui com vocês –, há uma forte tendência para o desenvolvimento de doenças como como diabetes, obesidade entre outras.

Nesse contexto, há dois medicamentos que podemos lançar mão. O primeiro deles é a METFORMINA. Talvez você já tenha ouvido falar nela. Pois bem. A metformina torna-se uma grande aliada contra patologias ligadas à resistência insulínica, pois sua principal função é diminuir a quantidade de glicose sintetizada no fígado, além de combater a resistência insulínica a nível periférico, facilitando a entrada de glicose nos músculos e utilização do açúcar, evitando sua deposição e formação de gordura visceral.

Em virtude disso, os sensibilizadores insulinêmicos, como a metformina, têm se mostrado como alternativa eficaz no controle desta doença, principalmente quando associados às recomendações de estilo de vida, como prática de atividades físicas e boa alimentação, que falaremos a seguir. A metformina aumenta a utilização da glicose nos tecidos sensíveis à insulina e diminui a gliconeogênese hepática, reduzindo os níveis plasmáticos de insulina.

Seus resultados são: regularização do ciclo menstrual, maior chance de gravidez e redução do hiperandrogenismo (excesso de características masculinizantes). **Se você tem SOP o uso da metformina é praticamente mandatório e indispensável!** Salvo raras exceções. Obviamente, sempre com indicação e supervisão médica.

A metformina ainda tem um efeito no intestino importantíssimo por aumentar o número de células caliciformes, melhorando a produção de mucina, espessando o muco intestinal e manutenção do mecanismo de barreira intestinal. Isto contribui para um efeito anti-inflamatório e, consequentemente redução da resistência insulínica. E ainda a nível intestinal a metformina aumenta a sobrevida da bactéria *Akkermansia muciniphila* – que também está ligada a redução da RI.

Já o INOSITOL, suplemento alimentar, também pode ser um importante aliado no arsenal de ferramentas de combate e manejo da SOP. Quando administrado em pacientes com SOP, o inositol, ou outros isômeros (d-quirio ou mio-inositol), tem ação direta frente à resistência insulínica, que por sua vez contribui para a redução nos níveis de açúcar no sangue – só por essa razão já valeria a pena utilizá-lo.

Além disso, sabemos que as pacientes com SOP apresentam uma perda urinária de inositol pelos rins maior que a população geral, e o inositol é fundamental para o funcionamento da PIK3 (fosfatidil-l-inositol-3-kinase), enzima que permite que a glicose entre dentro da célula para ser usada como fonte de energia, ao invés de ser estocada como gordura.

Mas os benefícios não param por aí... A produção de hormônios androgênicos (masculinizantes) diminui, minimizando os sinais e sintomas do hiperandrogenismo (como excesso de pelo, acne, queda de cabelo, oleosidade da pele) e, além disso, é capaz de restaurar os ciclos menstruais e melhorar a fertilidade, aumentando inclusive as chances de engravidar.

SOP
e Alimentação

Como temos aprendido neste capítulo, a SOP é uma doença que provoca alterações sistêmicas, sendo especialmente caracterizada por um ciclo vicioso: excesso de androgênios (hormônios masculinos) – deposição de gordura abdominal – resistência insulínica – hiperinsulinemia compensatória – maior compulsão por carboidratos.

Além disso, uma das questões importantes que merecem nossa atenção quando falamos de SOP é quanto à manutenção do peso. Atualmente, estima-se que o sobrepeso e obesidade podem atingir de 60% a 70% das mulheres com SOP. Bem como, estas mulheres estão mais suscetíveis a desenvolver a diabetes tipo 2, diabetes gestacional, hipertensão, aumento do colesterol, maior risco de hipertensão gestacional e abortamento.

Por isso, a **alimentação** é um **ponto essencial,** quando falamos em **tratar a SOP!**

Antes de tudo eu preciso te dar uma notícia: não existe dieta pra SOP – no sentido de que quando eu falo "dieta", você quer saber que dia começa e que dia termina, não é mesmo? O que é preciso entender é que você terá um padrão de alimentação adequado para a SOP e isso não tem prazo, é para o resto da vida. Portanto, faça as pazes com sua alimentação. E o mais importante, entenda que alimentação é para fazer nutrição celular e não lhe proporcionar momentos de prazer. Ou seja, é fundamental que você possa ressignificar o conceito de alimentação na sua vida e viver feliz com isso.

Transforme alimentos saudáveis em comidas saborosas e não o contrário – "torturar alimentos ruins com um toque saudável para fingir que eles lhe farão bem". Certeza que é isso que você está fazendo, não é? "Ah, estou tomando refrigerante, mas é light!", "Esse brigadeiro é funcional, adocei com xilitol!" A quem vocês estão querendo enganar?

Após terem entendido isto, como estamos falando de SOP e resistência insulínica, uma alimentação pobre em carboidratos simples é ideal para controlar a doença, como a famosa *"Low Carb"*. O padrão alimentar *low carb* consiste na redução da ingestão de carboidratos simples e açúcares refinados (e não exclusão total, ok?). Ela pode contribuir com a redução nos níveis de insulina e, posteriormente, da testosterona, o que pode atenuar os sintomas em mulheres com síndrome dos ovários policísticos (SOP), conforme nos mostram diversos estudos.

Isso porque a redução dos níveis de insulina, através da alimentação saudável pobre em açúcar refinado e carboidratos simples, bem como ultraprocessados, resulta na redução das outras alterações clínicas do hiperandrogenismo.

Comer bem poderá
ajudar você a:

▶ Equilibrar o sistema hormonal (reduzindo a insulina);

▶ Auxiliar na perda de peso;

▶ Reduzir o surgimento de acne e oleosidade na pele;

▶ Reduzir a queda de cabelo;

▶ Aumentar a chance de engravidar.

As mulheres magras com este transtorno não são isentas de complicações e também são indicadas para dieta *low carb*. Entretanto, com as calorias adaptadas à sua realidade e aos seus níveis hormonais! É sempre fundamental o acompanhamento conjunto com uma boa nutricionista para montar seu plano alimentar.

Outro comportamento alimentar essencial consiste em evitar comidas inflamatórias como:

Derivados de farinha de trigo: a farinha de trigo fica no topo da lista porque ela vira açúcar branco. Os amidos tornam-se açúcares instantaneamente, é por isso que aumentam a glicose no sangue tão rápido. Quando o açúcar no seu sangue atinge picos, você compensatoriamente determina um pico de insulina.

Açúcar branco refinado: este é um dos maiores vilões de nossa saúde. Um alimento "vazio" em nutrientes, que no contexto da SOP poderá amplificar os efeitos da doença e agravar o quadro de RI.

Ultraprocessados: alimentos ultraprocessados podem conter um grande número de ingredientes nocivos ao organismo, tais como conservantes, corantes, acidulantes e tantos outros que, em grandes quantidades e ao longo da vida, causarão danos ao seu organismo.

Álcool: em pequenas quantidades, o álcool não deve causar problemas, porém em grande quantidade destrói nossa microbiota (flora intestinal), que é uma grande responsável pela manutenção da homeostase da insulina.

Doces artificialmente coloridos: Corantes artificiais são sintetizados a partir de subprodutos do petróleo que podem causar problemas na química do organismo e das funções hormonais, o que pode levar à inflamação.

Evitar incorporar estes itens em sua rotina alimentar é uma atitude que poderá aliviar os sintomas da SOP. Procure ingerir os alimentos com propriedades anti-inflamatórios, que incluem folhas verde-escuras, uvas roxas, nozes, sementes (como chia), amêndoas, legumes coloridos e gorduras boas, como as presentes em azeite, óleo de abacate e de coco – que, aliás, é bom para nossa saúde em amplos aspectos!

SOP
e Vitamina D

As alterações metabólicas que surgem com a SOP, tais como a anovulação crônica, resistência à insulina e o hiperandrogenismo, podem ser influenciadas diretamente pelas concentrações de Vitamina D, podendo o seu déficit causar impactos negativos àquelas mulheres que apresentam a síndrome.

Para quem não sabe, a vitamina D embora leve este nome de "vitamina" é um importante hormônio. Sua fonte primária é a exposição aos raios solares (daí a importância de se tomar sol diariamente), da alimentação e da suplementação! Aliás, este é hoje um dos suplementos mais recomendados para tratar e/ou prevenir os sintomas de doenças como a SOP!

Entre as atividades exercidas pela vitamina D, podemos citar sua participação na transcrição de genes, produção hormonal, alterações na expressão do receptor da insulina e supressão de citocinas. Além disso, a vitamina D atuará no metabolismo da insulina, na regulação da fertilidade e poderá ainda impactar na síndrome como um todo.

Vale salientar que 67% a 85% de mulheres diagnosticadas com SOP apresentam concentrações séricas de 25(OH) D menor que 20 ng/ml, o que significa uma deficiência da vitamina e, consequentemente, agravamento dos sinais e sintomas. Neste caso, a suplementação da vitamina D se faz bem indicada, sempre sob supervisão médica. Jamais opte por automedicação. Uma recente metanálise de Pal, L. e colaboradores, em 2016, mostrou que os níveis de 25-OH-Vitamina D das mulheres com SOP, que estão tentando engravidar, devem ser idealmente superiores a 45 ng/dL, pois esses níveis estão associados a maiores chances de sucesso gestacional.

SOP
e Atividades Físicas

Por que devo me exercitar como um meio de tratar a SOP?

Bom, além do fato de que praticar atividades físicas é uma excelente medida para a sua saúde em geral – física, mental, emocional –, se no caso você tem SOP, manter-se em movimento se torna mandatório! Sabe por quê?

As células de mulheres com SOP apresentam dificuldade para captar a glicose livre no sangue, repercutindo em um acúmulo excessivo de açúcar na corrente sanguínea, forçando a síntese de mais insulina e produzindo o desequilíbrio hormonal e seus consequentes sintomas.

Uma boa opção de atividade, além de caminhar ou correr, pode ser realizar treinos intervalados de alta intensidade, cuja principal fonte de energia é a glicose, como o chamado treino "HIIT" (*high-intensity interval training* – que em português quer dizer "treino intervalado de alta intensidade"). Dessa forma, o gasto energético do treino HIIT trata indiretamente pacientes com SOP, minimizando os excessos de glicose circundante, aumentando a resistência cardíaca e contribuindo para redução da circunferência abdominal. Mas não é apenas este tipo de treino.

Atividade aeróbicas e treinos de força também apresentam papel fundamental. E a indicação depende do grau de resistência insulínica, das comorbidades associadas, do seu nível de condicionamento físico e claro, devem ser realizados conforme indicação e supervisão de um profissional da área de educação física.

SOP
e Emoções

Falar sobre SOP sem abordar o campo das emoções seria impensável. Sabe por quê? Grande parte das mulheres que apresentam o distúrbio sofrem não apenas física, mas emocionalmente. Além das dores, há uma certa insegurança quanto à imagem. Seja por haver pelos demais em locais como a região do rosto, seja pelo sobrepeso, que vem associado à doença, as mulheres com SOP relatam que estas características as deixam tristes.

Muitas, inclusive, já deixaram registrado em minhas redes sociais comentários nos quais compartilham o quanto já sofreram *bullying* por conta de sua imagem na adolescência – e grande parte delas levam estas cicatrizes ainda na vida adulta, sendo somatizadas com o tempo, gerando quadros de ansiedade e, até mesmo, depressão.

Além disso, uma das teorias mais bem aceitas para a resistência insulínica da SOP é a teoria da disbiose intestinal – um desequilíbrio quantitativo e qualitativo da flora bacteriana intestinal. Nesse contexto, convém relembrar que a produção da serotonina – hormônio do bem-estar – ocorre predominantemente a nível intestinal. Logo, pacientes com SOP e disbiose apresentam uma menor produção de serotonina, e isso pode estar associado também à depressão.

A SOP é uma doença que merece atenção e acompanhamento multidisciplinar, integrativa, biopsicossocial – o que inclui, além do médico ginecologista, o olhar de um nutricionista funcional, educador físico e de um psicólogo. Juntos, podem ser importantes agentes de melhora da condição do quadro da mulher com SOP.

Se você tem SOP e já se sentiu triste por conta de sua imagem, **quero dizer que você não está sozinha.** Você pode e deve tomar as rédeas de sua história e se tornar a **mudança que quer viver!**

SOP

e Infertilidade

Esta talvez seja uma das questões mais complexas que envolve o universo de mulheres com SOP. "Doc, tenho SOP, será que um dia poderei engravidar?" Quantas vezes já não ouvi esta frase em minha prática médica. Realmente, minha querida GINEMUSA, preciso dizer que um dos aspectos negativos da síndrome é a redução da fertilidade, gerada pela alta carga hormonal masculina, que bloqueia a ovulação e deixa os folículos pequenos e atresiados.

Porém, e isso é o mais importante, **há muitas mulheres com SOP que com o acompanhamento correto e manejo hormonal, bem como práticas de vida saudáveis (estas, que já falamos acima, neste capítulo) conseguem engravidar, sim!**

Não se trata de milagre, mas de encarar seu diagnóstico não como uma sentença, mas como uma ferramenta ao seu favor para lhe empoderar e permitir que tome posse do arsenal de atitudes necessárias para vencer os desafios da SOP e ter o final feliz que sonha!

Eu comento no consultório, logo após fazer um diagnóstico de SOP, que tenho uma boa e uma má notícia para dar. E digo assim: "A boa notícia é que o tratamento só depende de você. E a má notícia? É que ele só depende de você".

O que quero dizer quando falo isso é que se a mulher acometida pela SOP fizer a parte dela, ela vai, sim, conseguir o adequado controle da doença. E vou além, "a ignorância é uma benção" quando você não tem conhecimento de que alimentar-se de forma incorreta e ser sedentária contribui negativamente para o desfecho da SOP, tudo bem. Porém, se após ler este capítulo, ou assistir meus vídeos no canal do Youtube (Dr. André Vinícius), ler meus *posts* na minha página do Instagram (@dr.andrevinicius), assistir minhas *lives*, você ainda optar por não tomar as rédeas e enfrentar sua doença da forma correta, aí é uma opção sua. Porém, neste cenário você tem as ferramentas para mudar o curso da sua vida, precisa apenas tornar-se a protagonista ao invés de esperar a pílula do milagre. Não existe mérito sem esforço. Não existe controle da SOP sem dedicação.

Costumo dizer que você pode (e deve) estar muito além de seu diagnóstico!
Todos esses benefícios são reais quando a execução é correta, com indicação de um profissional da saúde e a orientação de um educador físico e um bom nutricionista, sempre, combinado?

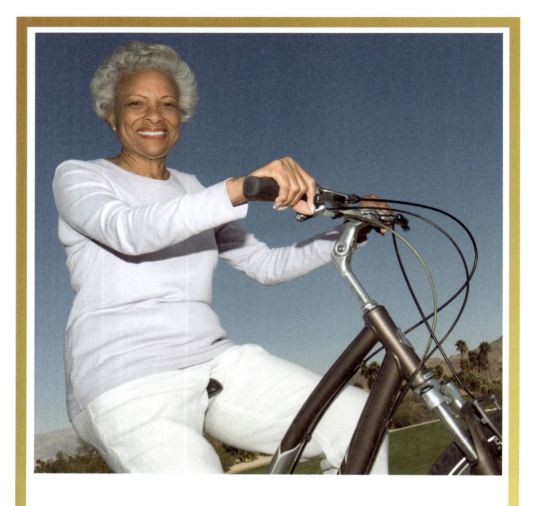

"Nada dura para sempre,
nem as dores, nem as alegrias.
Tudo na vida é aprendizado.
Tudo na vida se supera."

Caio Fernando Abreu

CAPÍTULO 5

Reposição Hormonal: vivendo melhor e com qualidade após a menopausa

Você sabe a diferença entre menopausa e climatério?

Enquanto a primeira diz respeito à data da última menstruação da mulher, indicando o fim de seu período fértil, o segundo termo se refere à fase da vida em que ocorre a transição do período reprodutivo para o não reprodutivo, causado pela diminuição dos hormônios sexuais produzidos pelos ovários.

Essa fase, que é marcada por profundas alterações na vida da mulher, traz consigo diversos sintomas e consequências que podem afetar a qualidade de vida feminina, mas que podem ser gerenciadas com alguns protocolos, dentre eles, o de reposição hormonal. No entanto, antes de abordarmos essa questão, quero explicar melhor a você sobre o climatério e o apogeu desta fase, a menopausa.

Entendendo
o climatério

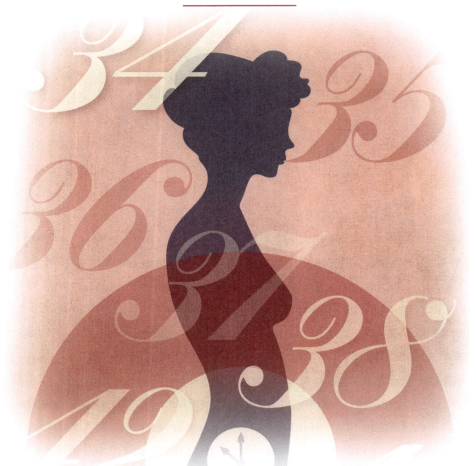

Antes de mais nada, saiba que toda mulher madura já passou ou ainda vai passar por esse período! É algo completamente natural, que faz parte do ciclo da vida de uma mulher. Me refiro ao climatério, o período de vida da mulher entre o final da fase reprodutora até a senilidade. Ele pode ser considerado uma verdadeira "reviravolta" hormonal no corpo feminino, trazendo diversas alterações físicas e psicológicas. Isso porque, como eu disse anteriormente, é nesta fase que a mulher transita entre seu período fértil para o período não reprodutivo, o que decorre da drástica queda na produção de hormônios, especialmente os ovarianos estradiol e progesterona.

Apesar de haver mulheres que experimentam um climatério assintomático, a grande maioria vivência uma série de sintomas, em menor ou maior grau. Podemos dizer que o mais comum deles sejam os famigerados fogachos, ondas de calor em decorrência de sintomas vasomotores que costumam durar, normalmente, entre um a cinco minutos e que podem ocorrer diversas vezes ao dia. Essas crises de calor na face, pescoço e tórax podem surgir acompanhadas de sudorese (suor excessivo), rubor no rosto e até mesmo palpitações. Os fogachos ocorrem em uma fase do climatério que antecede a menopausa, chamada de perimenopausa, porém podem permanecer mesmo após a cessação das menstruações.

Podemos dividir o climatério em quatro fases:

Pré-menopausa	Costuma se iniciar entre os 35 e 40 anos, com uma queda acentuada na fertilidade da mulher, e redução progressiva dos níveis hormonais.
Perimenopausa	Esta fase é, na verdade, o período entre dois a três anos antes da última menstruação, podendo se estender por até um ano depois. Esse estágio traz como consequências para a vida da mulher os famosos fogachos (ondas de calor), com intensa transpiração. Além disso, o ciclo menstrual tende a ficar irregular, a mulher pode passar a ter dificuldades para dormir e desenvolver sintomas similares aos da Tensão Pré-Menstrual (TPM), como irritabilidade, porém, de forma bem mais acentuada.

Menopausa	A menopausa é o nome dado à última menstruação na vida de uma mulher. Apenas após um ano sem haver nenhum sangramento é que podemos afirmar, com certeza, que a mulher atingiu esse estágio.
Pós-menopausa	A partir da menopausa, ou seja, da última menstruação, a mulher passa a apresentar alguns sinais como perda da libido e secura da vagina, que podem trazer um maior risco do desenvolvimento de infecções urinárias e incontinência urinária. Além disso, na pós-menopausa, o início do que chamamos de terceira idade, a mulher passa a ter um aumento no risco de doenças cardiovasculares, osteoporose e até mesmo câncer de mama.

Do ponto de vista reprodutivo, diferentemente do corpo masculino, que a cada ejaculação é capaz de espalhar centenas de milhões de espermatozoides, o corpo feminino foca toda sua energia na produção de um único óvulo a cada mês. Sendo que cada óvulo produzido pela mulher é originário de folículos (células germinativas) dos ovários que já estão presentes desde o início de sua vida.

Normalmente, as meninas nascem com cerca de 1 a 2 milhões desses folículos e a cada ciclo menstrual os hormônios, de forma muito bem orquestrada, recrutam um grupo de folículos para a produção do óvulo do mês. Os folículos não recrutados acabam por morrer (sofrem um processo chamado de atresia folicular) e é principalmente essa luta para a formação de óvulos que acaba por produzir os hormônios sexuais femininos. Quando os últimos folículos morrem, ocorre a falência permanente e completa dos ovários, ocasionando a queda de estrogênio e progesterona no corpo feminino.

Esta queda gradativa dos hormônios sexuais que ocorrem ao longo do climatério ocasionam uma série de sintomas, como a alteração da consistência do revestimento da vagina e da uretra, bem como do tecido conjuntivo que dá sustentação à mucosa da região. Com isso, aumentam as chances do surgimento de ardência durante a micção, infecções urinárias, corrimentos ginecológicos e até mesmo incontinência urinária (aquela perda desconfortável de urina quando tosse, espirra ou ergue algo pesado).

Além disso, a vagina vai ficando mais ressecada e pode ocorrer redução da libido (por vezes ocorre alguns anos antes da menopausa), enquanto a mucosa vaginal tende a perder sua elasticidade e flexibilidade naturais, o que pode ocasionar dor durante a penetração e até mesmo sangramento.

A baixa nos níveis de estrogênio e progesterona causa também a redução dos receptores desses hormônios presentes nas glândulas mamárias, o que faz com que o espaço deixado entre elas seja substituído por tecido gorduroso. A baixa na produção de estrogênio pode ainda, por meio de mecanismos ainda não completamente entendidos, modificar os níveis de serotonina, dopamina e noradrenalina, o que pode trazer como consequência para as mulheres que vivenciam o climatério sintomas como irritabilidade, instabilidade no humor e até mesmo quadros depressivos.

Uma outra queixa se dá devido à perda de massa óssea, que vai aumentando a cada ano que passa. Ela é sentida principalmente nas extremidades de ossos longos e nas vértebras. Apesar de ser um processo natural, há diversos fatores que podem interferir na perda óssea, tornando-a mais acentuada, como tabagismo, alcoolismo e o sedentarismo.

A falência ovariana faz ainda com que o órgão deixe de produzir o estradiol, um importante hormônio que possui diversas funções no corpo humano, tais como:

- Melhorar a resistência insulínica;
- Prevenir o catabolismo muscular;
- Manter a elasticidade das artérias;
- Reduzir o colesterol ruim (LDL);
- Manter a performance da memória;
- Melhorar o humor;
- Manter a densidade mineral óssea;
- Aumentar a libido;
- Reduzir a incidência de rugas.

Logo conclui-se que com a chegada da Menopausa, essas funções são perdidas pois os níveis deste hormônio passam a ser desprezíveis.

Sabendo-se que cada vez mais a expectativa de vida da população feminina vem aumentando, existe uma preocupação crescente em oferecer tratamento para toda a sintomatologia apresentada pelas pacientes que se encontram nesta fase que corresponde a mais de 1/3 da vida.

Em meu consultório, vejo muitas pacientes chegando desesperadas pedindo ajuda, querendo entender o que está acontecendo e como lidar com esse momento de suas vidas. Para tanto, a medicina dispõe desde tratamento tópicos, lasers íntimos (quando a sintomatologia é apenas local, como ressecamento vaginal, perdas urinárias), até tratamento sistêmicos convencionais com TERAPIA DE REPOSIÇÃO HORMONAL oral e tratamentos mais recentes como uso de implantes hormonais e hormônios transdérmicos com a estrutura molecular mais próxima do hormônio original.

Reposição Hormonal
O que você precisa saber sobre ela

Como vimos, são muitos os sintomas que surgem durante o climatério e, principalmente, com a chegada da menopausa. Eles vão desde os calorões (fogachos), as alterações de humor, do sono, ganho de peso, aumento da celulite, osteoporose e queda de cabelo até a diminuição da libido. Esses sintomas pioram muito a qualidade de vida das mulheres, que podem até estar na melhor fase de sua vida produtiva. Mas, calma, isso não é o fim, existe tratamento!

Uma das formas de tratar os sintomas sistêmicos é por meio da reposição hormonal, que pode ser feita com hormônios isomoleculares, ou seja, com estrutura química mais semelhante aos que o nosso organismo produz. É um ótimo método para melhoria de qualidade de vida e a prevenção de doenças futuras. Claro que apenas a reposição hormonal não será a solução definitiva, é preciso um acompanhamento multiprofissional, com adequação alimentar e prática regular de exercícios físicos, por exemplo.

No entanto, passam-se os anos (e estudos) e a terapia de reposição hormonal permanece um tema polêmico, gerando dúvidas entre as mulheres. Há quem defenda a reposição hormonal como um recurso que vai resolver todos os sintomas da menopausa, evitar doenças cujos riscos aumentam com a redução do estrogênio e retardar o envelhecimento da pele.

No lado oposto, estão os que a condenam com veemência, como potencializadora de males como câncer de mama, infarto e derrame. Há mitos e verdades nesses dois territórios. Portanto, o que deve prevalecer é a posição de equilíbrio, que passa ao largo de radicalismos e se apoia em evidências científicas e na individualização do tratamento para cada mulher.

O que você deve saber é que a reposição hormonal ajuda a reduzir os sintomas da menopausa e o ritmo das mudanças relacionadas ao envelhecimento, sim. **Mas há riscos que precisam ser levados em consideração.**

A reposição hormonal precisa ser avaliada com muita meticulosidade, definido qual a melhor via de reposição, se há alguma contraindicação e, claro, antes de ser realizada, é necessária uma longa avaliação clínica com "entrevista" detalhada com o paciente, em busca de possíveis fatores de risco, além de exame físico, exames laboratoriais e de imagem, para minimizar os riscos eventuais decorrentes de uma má indicação! Os riscos e benefícios são mais bem avaliados quando se conhece o histórico de cada paciente. Por isso, não deixe de falar com o seu médico e tirar suas dúvidas.

Embora algumas mulheres façam uma transição tranquila para a menopausa, boa parte sofre com as mudanças físicas, metabólicas e neuropsíquicas. Neste sentido, a Terapia de Reposição Hormonal pode ser uma boa alternativa. Ela pode, por exemplo, ser realizada por meio da implantação subcutânea de tubos de silicone semipermeáveis, que medem de 4 a 5 cm e comportam até 50 mg de uma substância hormonal, que pode ser estradiol e testosterona isomoleculares ou progestínico sintéticos.

Os implantes são colocados na região glútea. O procedimento de implantação dura menos de dez minutos e é indolor – já que é feito com anestesia local. A grande vantagem do uso dos implantes é não depender do paciente para fazer o tratamento, evitando esquecimentos e uso incorreto do método! Pode ser feita através de géis transdérmicos industrializados ou manipulados, ou pela via oral – que apresenta o inconveniente do metabolismo de primeira passagem pelo fígado, gerando metabólitos hormonais que estão associados a alguns efeitos colaterais indesejáveis.

A Terapia de Reposição Hormonal é ainda indicada também para perda de massa muscular e da massa óssea, podendo colaborar, quando associada ao estrogênio, para a reversão da osteopenia. Isso mesmo! Na mulher, o estrógeno exerce função de proteção contra a perda de massa óssea, sendo que, na menopausa, esse hormônio diminui e a mulher sofre de osteopenia de forma mais rápida e intensa que os homens na mesma idade, por exemplo.

A testosterona
na menopausa

E por falar em homens, muita gente pode até estranhar quando falamos sobre uso de testosterona em mulheres, mas ela é muito importante, mesmo sendo produzida 10 a 15 vezes a menos que no gênero masculino! Após a menopausa, a produção total de testosterona cai drasticamente, mas continua sendo produzida em menor quantidade pelas suprarrenais. Sua baixa pode acarretar na apresentação de sintomas físicos e/ou mentais, como: diminuição do bem-estar, fraqueza, queda de energia, redução da autoestima, perda de massa muscular, ganho de gordura, perda de massa óssea, diminuição do desejo sexual e redução do colesterol bom.

Assim, a reposição de testosterona na menopausa, quando bem indicada, é uma excelente opção terapêutica na melhora da qualidade de vida, contribuindo especialmente para aquelas mulheres que apresentam desejo sexual hipoativo.

No entanto, lembre-se de que nem toda mulher pode e nem toda mulher necessita, cada caso deve ser avaliado individualmente com orientação de um médico capacitado, já que quando a testosterona é utilizada sem o devido acompanhamento por exames e orientações médicas, pode levar a diversos efeitos colaterais, especialmente quando usado em doses supra fisiológicas (ou seja, maiores do que o seu corpo realmente necessita), como o aumento na quantidade de pelo corporal, acne, queda de cabelo, engrossamento da voz, oleosidade na pele, aumento no peso e perfil corporal mais masculino. Como sempre digo, jamais realize automedicação, especialmente de hormônios.

Climatério e menopausa. Esses nomes podem assustar, afinal, é um período marcado por diversas mudanças na vida da mulher. Uma verdadeira revolução com a queda na produção dos hormônios sexuais. Conforme vimos, essa mudança da idade fértil para a não fértil pode vir acompanhada de uma série de sintomas que impactam diretamente na qualidade de vida feminina. Ondas de calor, sudorese, ressecamento vaginal, insônia, osteoporose, redução da libido, dispareunia (dor na relação), infecções urinárias, irritabilidade. A longo prazo, a escassez de hormônios femininos leva a outra alteração grave de saúde, como o aumento da deposição de gordura nas paredes arteriais, elevando o risco de doenças cardiovasculares, como infartos e derrames.

A sintomatologia varia desde mulheres completamente assintomáticas, até pacientes que desenvolvem depressão devido à péssima qualidade de vida decorrente da sintomatologia intensa. Entendemos, assim, que os hormônios apresentam uma infinidade de funções biológicas, responsável pela longevidade e bem-estar feminino. E se com a chegada da menopausa sua queda pode trazer um cenário desagradável, muitas vezes é na Terapia Hormonal que podemos encontrar uma solução.

O reequilíbrio dos níveis de hormônios no corpo pode fazer com que a mulher tenha de volta sua qualidade de vida. Mas, nem todas as mulheres podem fazer reposição hormonal, e é imprescindível saber se você não apresenta nenhuma contraindicação. Cada caso precisa ser individualizado e os riscos e benefícios bem avaliados, a melhor via de administração precisa também ser definida. Por isso, não deixe de consultar-se com seu médico ginecologista!

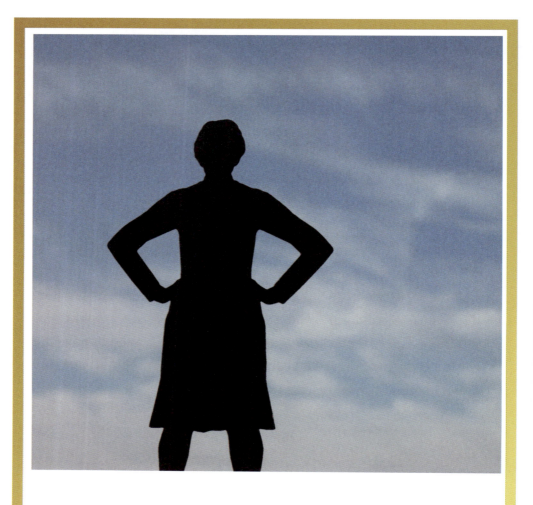

"Seja a mudança que você deseja ver no mundo."

Mahatma Gandhi

CAPÍTULO 6

Corrimento vaginal: identificando o que é normal e o que não é

Corrimentos vaginais recorrentes podem ser tratados com mudança de estilo de vida e de hábitos.

Eis o segredo que toda a mulher deveria conhecer sobre corrimento vaginal. Embora seja uma queixa recorrente no consultório, ele pode ser ABSOLUTAMENTE NORMAL, além de ter importante papel na saúde feminina. Isso porque sua função é limpar e proteger o sistema reprodutor de infecções. É graças a esse "fluido" – que tem origem na vagina e nas glândulas dentro do colo do útero – que células mortas e bactérias são retiradas da vagina. Além disso, o corrimento ainda ajuda a manter os tecidos da região lubrificados.

Essa secreção vaginal, quando fisiológica (normal), pode ser produzida em volume, odor e cor variável. Quem dita "as regras" é a fase do ciclo menstrual em que a mulher se encontra.

Entre as variações, temos:

Cor

Normalmente, o corrimento é claro, podendo ser branco ou transparente.

Odor

Geralmente, não apresenta odor. Pode ter um cheiro diferente quando você estiver grávida ou quando a higiene pessoal está aquém do indicado.

Volume

Em momentos como ovulação, gestação e amamentação ou quando a mulher está sexualmente excitada é esperado que a secreção seja maior. No entanto, durante a perimenopausa e a menopausa, o fluxo diminui devido a queda dos níveis de estrogênio.

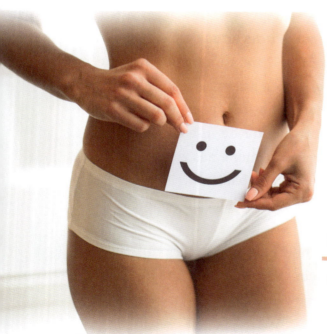

Tudo está bem
quando o corrimento:

Não tem um cheiro forte
ou desagradável;

É transparente ou branco;

É fluido ou filante
(forma um fio quando esticado).

Fonte: NHS (Serviço Nacional de Saúde – Reino Unido)

ORA, SE É ALGO NORMAL, **o que pode ocasionar um corrimento vaginal anormal** e como distingui-lo de uma secreção fisiológica?

Excelente questão a ser elucidada. É preciso desmitificar certos fantasmas que envolvem a saúde feminina e o corrimento, sem dúvida, é um deles.

Se você sente algum desconforto na região, como ardência e coceira, pode ser sinal de que há algo errado com a saúde vaginal, como por exemplo, uma infecção.

O corrimento vaginal anormal é um problema clínico comum na faixa etária reprodutiva, sendo considerado o segundo mais comum entre os distúrbios femininos, após sangramento uterino anormal. É um problema de saúde ainda muito negligenciado.

O principal ponto de partida para que seja desencadeado o fluído anormal é o desequilíbrio do microbiota vaginal (redução do número das bactérias protetoras da vagina chamadas de *lactobacillus*).

Entre os vilões da flora vaginal, temos o uso de pílulas anticoncepcionais e de antibióticos; ressecamento vaginal (comum na menopausa); doenças sexualmente transmissíveis (DSTs), como gonorreia, *Trichomonas vaginalis* ou clamídia, e as não transmissíveis, como vaginose bacteriana e infecções por *cândida*; e uma causa extremamente comum e pouco reconhecida pelos médicos que é o uso de produtos químicos intravaginais, como sabonetes íntimos, lubrificantes, géis, além do uso de protetores diários e a prática de realizar duchas vaginais.

Entre os sinais gerais de que algo pode não estar bem e seu corrimento merece ser investigado, temos:

- Alteração na cor, cheiro ou textura do corrimento;
- Produção de mais fluido que o habitual;
- Coceira ou dor;
- Sangramento durante ou pós relação sexual;
- Dor ao urinar;
- Dor na região pélvica.

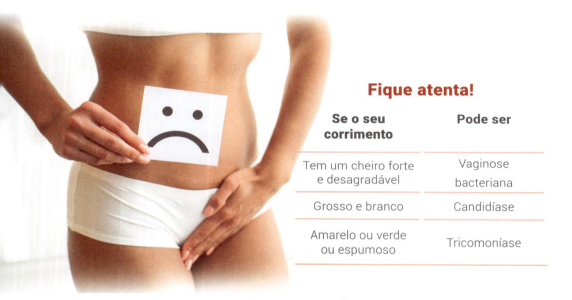

Fique atenta!

Se o seu corrimento	Pode ser
Tem um cheiro forte e desagradável	Vaginose bacteriana
Grosso e branco	Candidíase
Amarelo ou verde ou espumoso	Tricomoníase

Fonte: NHS (**Serviço Nacional de Saúde – Reino Unido**)

VAMOS MAIS AO FUNDO DA QUESTÃO, **entendendo individualmente cada quadro:**

Vaginose bacteriana (VB)

Essa pode ser considerada uma das causas mais comuns de corrimento vaginal infeccioso em mulheres na idade fértil, sendo mais frequente entre os 15 e 44 anos de idade. Embora não haja sintomas expressivos, geralmente, é caracterizada por um odor de peixe, cor cinza ou branco, algo bolhoso, podendo causar dor ou ardência ao urinar. Apesar de não ser uma doença sexualmente transmissível (DST), a sua ocorrência aumenta o risco de adquirir uma DST. No caso de mulheres grávidas, pode ampliar o risco de parto prematuro, e rotura prematura da bolsa amniótica.

Estima-se que aproximadamente 50 a 75% das mulheres com VB não apresentam sintomas. Por isso, o acompanhamento ginecológico se faz fundamental. A VB é diferente da candidíase, que é uma infecção por fungos ou da *Trichomonas vaginalis* (*T. vaginalis*), ou tricomoníase, como o próprio nome diz, é causada por uma bactéria.

Candidíase

Essa sem dúvida é a campeã entre os corrimentos vaginais. Para vocês terem uma ideia, 3 em cada 4 mulheres poderão experienciar a candidíase pelo menos uma ou duas vezes na vida. É causada por um tipo de fungo, chamado de *candida albicans* que, na verdade, mora dentro do corpo sem causar problemas, "alojado" em locais como pele, boca, garganta, intestino e a vagina (é um fungo que faz parte da flora feminina).

Exceto quando pode haver algum desequilíbrio que, no caso da vagina, tem origem na alteração da flora vaginal, esse fungo pode despertar e ocasionar a candidíase. O risco desta infecção vaginal por fungos é aumentado em mulheres grávidas, com diabetes descontrolado, baixa na imunidade, que fazem uso de antibióticos, corticóides e algo muito comum no dia a dia das mulheres que é o uso de contraceptivos, especialmente as pílulas anticoncepcionais orais, e eu te explico o porquê.

O hormônio estradiol produzido pelo ovário é o grande responsável pela manutenção dos *lactobacillus* que protegem a vagina contra infecções. Quando a mulher faz uso de pílulas anticoncepcionais, os níveis do estradiol ficam muito baixos, semelhantes às mulheres que estão na menopausa (por isso, essas mulheres também apresentam corrimentos de repetição), e sem estradiol em níveis adequados, não ocorre crescimento de *lactobacillus*, havendo perda da proteção e crescimento de outros fungos e bactérias nocivas.

Entre os sintomas mais importantes, temos: prurido (coceira desconfortável), ardor ou irritação da vagina ou vulva (parte externa que engloba os grandes e pequenos lábios); corrimento espesso, branco e inodoro, semelhante a um queijo tipo cottage. Mas, atenção: pode não haver sinais. Estima-se que até 20% das mulheres tenha candida sem apresentar sintomas.

Tricomoníase

infecção causada pelo protozoário *Trichomonas vaginalis*. É a doença sexualmente transmissível (DST) não viral mais comum no mundo, sendo uma das 3 queixas mais comuns entre as mulheres em idade fértil. Suas vias de transmissão podem ser sexo vaginal, oral ou anal.

É mais comum em mulheres com ascendência africana e parece aumentar o risco com a idade. Um percentual dessas mulheres costuma permanecer assintomática, sendo que destas, 1/3 pode se tornar sintomática após um período de 6 meses com a infecção.

Entre os riscos desta infecção, podemos citar o parto prematuro, câncer do colo do útero, doença inflamatória pélvica (pois esse protozoário pode facilitar a infecção por outras bactérias que podem ascender da vagina para o útero e tubas) e até infertilidade.

Quando sintomática, a infecção pode se manifestar de 5 a 28 dias desde a exposição ao protozoário. Fique atenta, caso observe corrimento vaginal espumoso e com mau cheiro, que pode ser amarelo ou verde, inchaço, irritação e sensação de queimação podem se somar aos sintomas.

Um detalhe muito importante: por ser uma DST, durante o tratamento da tricomoníase é mandatório o **tratamento do parceiro (a) sexual.**

Diagnóstico
Geral

Quanto ao diagnóstico, é preciso, além da entrevista clínica realizada na consulta com seu médico ginecologista, ser feito um exame físico (especular) e laboratorial, que inclui análise de pH do líquido vaginal, teste das aminas ou do "cheiro", cultura e a chamada coloração de Gram.

Por meio destas avaliações, será possível diferenciar o que é um corrimento fisiológico de um anormal e, a partir daí, determinar o que de fato está acontecendo e, quando possível, seguir com o tratamento. A mulher pode ficar mais suscetível à candidíase quando grávida, em casos de diabetes não controlado ou quando há baixa na imunidade.

A detecção precoce do corrimento anormal é essencial para que o início do tratamento seja iniciado, especialmente entre as mulheres sexualmente ativas, para evitar complicações e reduzir o risco de transmissão de DSTs e até do HIV.

Conexão Vagina – Emoção

Guardei para a conclusão deste capítulo algo que talvez você desconheça. Será que a saúde vaginal pode ter algo a ver com suas

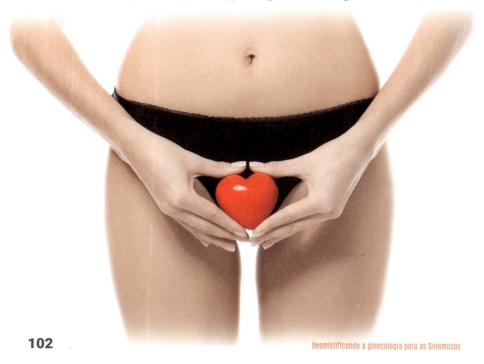

emoções? Se você já ouviu falar que cérebro e intestino estão conectados e que tudo em nós é como se fosse parte de uma rede, em que cada parte se complementa, será mais fácil racionalizar que sua vagina também pode ser impactada pelo seu estado emocional.

Você provavelmente não sabia que o desconforto vaginal pode ser um efeito colateral de ansiedade ou estresse crônicos. Na verdade, ele pode ser causa ou consequência, pois como você verá abaixo o estresse pode gerar corrimentos, e a presença frequente de corrimentos pode gerar ansiedade e depressão, formando um ciclo vicioso sem começo nem fim, que impactam negativamente sobre a sexualidade feminina, gerando vergonha, desconforto e, por vezes, dor levando a paciente a evitar a prática sexual por constrangimento.

Quando não temos essa visão holística, integrativa, podemos não compreender por que ainda desenvolvemos alguma doenças, como as que vimos que podem acometer a vagina, mesmo quando seguimos todas as instruções de boa saúde, como se alimentar bem, consumir probióticos ou tomar algum medicamento.

Muitas mulheres passam a vida achando que alterações no corrimento vaginal e infecções estão acontecendo sem motivo – ou pior, até se culpando por isso. Quero dizer que se você já se sentiu assim, pode ser que na verdade o que está desencadeando o corrimento está relacionado ao estresse ou ansiedade. Sabe por quê?

Quando sob situações adversas, nosso corpo em resposta libera substâncias químicas como adrenalina e cortisol, que podem afetar o equilíbrio hormonal e microbiológico das partes íntimas femininas, no caso, da vagina. Como resultado, pode haver um corrimento considerado fora do normal, com maior fluxo e coloração mais acentuada – chamada de "leucorreia psicogênica".

Portanto, volto a repetir, quando você perceber que tem havido mais fluido do que o comum ou com características diferentes dos habituais, procure conversar com seu médico ginecologista de confiança. De preferência que tenha essa visão integrativa e funcional, e que poderá identificar os sinais de seu organismo levando em consideração também seu estado emocional, não apenas os exames clínicos.

A verdade é que todo diagnóstico começa com uma boa conversa, uma boa anamnese e análise completa da paciente. E isso só acontecerá por meio de uma boa escuta e acolhida durante a consulta!

O sucesso da promoção da saúde íntima da mulher tem muito a ver com a relação de confiança que ela estabelece com seu médico! Compreendem?

Como **manter a saúde** do seu **microbioma vaginal?**

Como estamos falando em manter o equilíbrio do microbioma vaginal como um fator importante de prevenção e controle da boa saúde da vagina, probióticos são extremamente bem indicados. Isso sem falar, claro, de se manter uma boa alimentação (pobre em açúcar refinado e carboidratos simples), que é bem indicado para fortalecer a imunidade, bem como a saúde do organismo como um todo.

Além disso, manter a higiene íntima é condição *sine qua non*. A recomendação é evitar o uso de substâncias irritantes, como sabonetes perfumados, gel de banho e produtos de higiene feminina, como lenços, que podem perturbar a flora vaginal ou causar reações alérgicas.

Procure também usar roupas íntimas de algodão ou outras fibras naturais. Evite usar calças justas. Em caso de roupa de banho, é importante trocar a peça quando úmida. Praticar sexo seguro, com uso de preservativos, é crucial, visto que pode ser também transmitido por via sexual, como o caso da Tricomoníase.

Estas são medidas que podem
contribuir com a sua saúde!
Procure incorporá-las em seu
comportamento diário, combinado!?

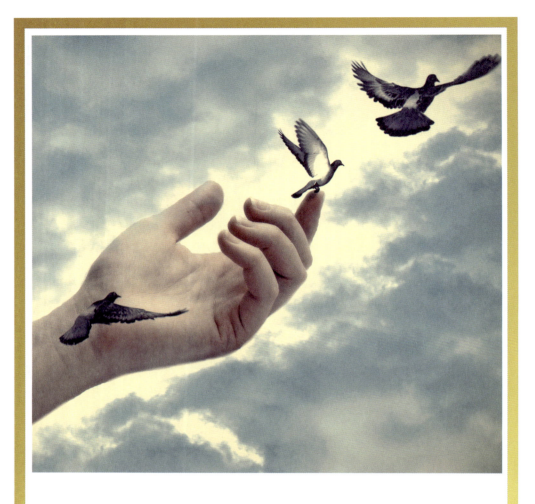

"Que nada nos limite. Que nada nos defina. Que nada nos sujeite. Que a liberdade seja a nossa própria substância."

Simone de Beauvoir

CAPÍTULO 7

Infertilidade: Compreenda como suas escolhas podem impactar na sua fertilidade

Este capítulo é especial. Não digo que os outros não sejam, muito pelo contrário, pois cada parte deste livro foi pensado para conversar tanto, de uma forma geral, com as mulheres (e até mesmo homens) que buscam entender melhor sobre o funcionamento do corpo da mulher, quanto para aquelas que buscam desmistificar certos temas do universo feminino.

É que este capítulo em questão aborda algo muito específico. Quero falar com você, mulher, que tem o sonho de engravidar ou despertou para esse desejo de gerar, seja agora ou futuramente. Se esse é seu caso, recomendo a leitura atenciosa desde capítulo, pois pode lhe ser muito útil!

Cada vez mais a mulher tem se empoderado e feito escolhas para sua própria vida. Muitas mulheres até possuem o sonho de se tornarem mães, mas hoje em dia a mulher moderna se preocupa com muitos outros fatores da sua vida, antes de pensar efetivamente na maternidade. Elas buscam independência financeira, estudam, trabalham no que gostam, cuidam do corpo, vivem a sua sexualidade, dentre muitas outras coisas. No entanto, quando escolhem o momento de engravidar, em alguns casos, começam a apresentar dificuldades.

Mas o que é a infertilidade, afinal?

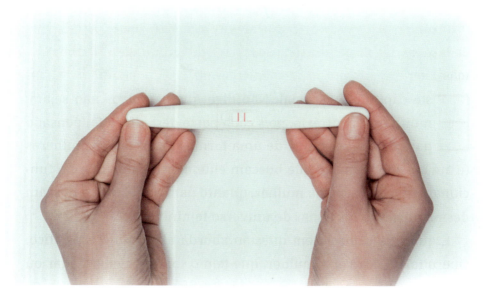

De acordo com a Organização Mundial de Saúde (OMS), é considerado infértil um casal que tenha mantido relações sexuais frequentes sem contracepção pelo período de 12 meses (um ano), sem sucesso na concepção. Tanto o homem quanto a mulher estão propensos à infertilidade, mas, infelizmente, nossa sociedade ainda estigmatiza muito mais a mulher, gerando uma espécie de "culpa" feminina quando o casal não consegue engravidar.

Lembrar que a avaliação precisar ser do CASAL INFÉRTIL e não da mulher infértil ou homem infértil.

Enquanto nos países de alta renda ("primeiro mundo") a infertilidade costuma estar mais associada a um início tardio na idade com que a mulher tenta engravidar, nos países de baixa renda ("terceiro mundo"), boa parte dos casos de infertilidade estão relacionados a consequências de aborto realizado de forma insegura, decorrências causadas por infecções sexualmente transmissíveis, bem como outros tipos de infecções.

A infertilidade pode ser classificada em primária ou secundária. A primária diz respeito àquele casal que nunca engravidou, já a infertilidade secundária refere-se à incapacidade de gerar uma criança após a mãe já ter experimentado, ao menos por uma vez, a maternidade.

Em todos os casos, seja a infertilidade causada devido ao início tardio da gravidez ou em decorrência de infecções sexualmente transmissíveis / aborto malsucedido, seja ela uma infertilidade primária como a secundária, **é fundamental consultar-se com um médico ginecologista para que ele possa avaliar individualmente a paciente** e, após uma profunda investigação, iniciar o tratamento mais adequado.

Dentre as causas da infertilidade, podemos classificá-la em 4 grupos:

Infertilidade
ligada às causas ovarianas e ovulares:

Dentre as principais causas de infertilidade feminina encontra-se a disfunção ovulatória que, usualmente, dá-se por alguma falha na produção dos hormônios, no ciclo menstrual ou nos próprios ovários. Muitas mulheres que possuem algum tipo de alteração ovariana menstruam normalmente, então, só acabam por descobrir as falhas nos ovários quando fazem certas dosagens hormonais.

Uma das principais causas de infertilidade por fator ovariano/ovulatório, nos dias atuais, é a Síndrome dos Ovários Policísticos (volta lá no capítulo de SOP para relembrar em mais detalhes por que isto acontece).

A idade também exerce uma influência muito grande no componente ovariano, já que com ela vai ocorrendo a redução da quantidade e da qualidade dos óvulos. A taxa de fertilidade está diretamente ligada à idade da mulher.

Além disso, outras causas como a endometriose, especialmente a endometriose ovariana (comentamos isto no capítulo 3), doenças autoimunes, estresse e até mesmo exposição aos disruptores endócrinos, podem reduzir a qualidade dos óvulos diminuindo as chances de uma gestação acontecer.

Infertilidade
ligada à fertilização

Além da idade, já que a mulher foi biologicamente programada para engravidar muito cedo, outros fatores podem dificultar a fertilização, como defeitos nas estruturas que regulam a fusão dos gametas, bem como a exposição a alguns fatores de risco, como radiações, até mesmo medicamentos tóxicos, ou anticorpos produzidos pela mulher contra o sêmen do parceiro.

Infertilidade
ligada às causas tubárias e do canal endocervical

Problemas nas trompas ou tubas uterinas provocados por infecções e/ou cirurgias prévias (que geraram aderências), também podem estar relacionados à infertilidade feminina.

A endometriose ou infecções pélvicas podem ainda causar algum tipo de obstrução tubária, o que pode dificultar a gravidez, já que são nas tubas uterinas que o espermatozoide se encontra com o óvulo, ou seja, são nelas em que ocorre a fertilização.

Infertilidade
ligada à implantação do embrião

Denominamos implantação quando o embrião penetra na camada que reveste a cavidade uterina, ou seja, o endométrio. Durante o ciclo menstrual, os hormônios sexuais femininos – estrogênio e progesterona – preparam o endométrio para que ele receba o embrião após a ovulação e fertilização. Assim, quando há alguma falha hormonal, o endométrio pode não estar adequado (receptivo) para que ocorra a implantação do embrião.

Conforme eu disse no início deste capítulo, **é** considerado infértil um casal que tenha mantido relações sexuais frequentes, sem contracepção, pelo período de 12 meses (um ano) sem sucesso na concepção. Porém, obviamente, há situações nas quais não aguardaremos todo este tempo para começar a investigação do casal. Por exemplo, quando a mulher tem 35 anos ou mais, deve procurar ajuda após 6 meses de tentativa (não temos muito tempo a perder, pois os óvulos estão envelhecendo). Outros exemplos são naqueles casais em que há uma suspeita de alteração inicial, como presença de menstruações irregulares ou alguns dos fatores citados anteriormente como possíveis causas da infertilidade.

Além disso, os hábitos de vida também podem impactar na infertilidade feminina. Por isso, é fundamental manter uma rotina de hábitos saudáveis! Exposição ou consumo de cigarros, drogas de abuso e álcool – impactam sobremaneira na fertilidade e são corriqueiramente negligenciados.

Tanto o baixo peso (IMC menor que 18,5 kg/ m2), como também as condições de sobrepeso ou obesidade em mulheres (IMC maior que 25 ou 30kg/m2, respectivamente) estão associados a um aumento da infertilidade ou a desfechos gestacionais indesejados. Esses extremos podem ocasionar alterações no funcionamento do sistema reprodutor e interferir negativamente na saúde reprodutiva da mulher.

Distúrbios hormonais, desequilíbrios entre nutrientes, resistência à insulina, dificuldade ou ausência de ovulação e alteração da quantidade ou qualidade dos espermatozoides são algumas das consequências do estado nutricional inadequado que podem aumentar o tempo ou impedir que uma gestação ocorra de forma natural. Assim, se deseja engravidar, não deixe também de se atentar à sua alimentação.

Estresse
e infertilidade

Sempre digo que as causas de algumas doenças estão ligadas, também, à nossa gestão de emoções. E não digo apenas sobre traumas do passado, dilemas mal resolvidos, mas, sobretudo, sobre como levamos a nossa vida. A correria do dia a dia, casa, filhos, família, metas no trabalho e tudo mais que por vezes acaba sugando a nossa energia é, de alguma maneira, fatores importantes a serem considerados.

Ainda que este fator seja comum entre homens e mulheres, pesquisas apontam – ainda que em termos não definitivos – que **mulheres estão mais propensas** a não concepção em decorrência de níveis altos de estresse.

A questão é que sempre que se planeja ou se decide engravidar a situação emocional e psicológica do casal tende a mudar. Níveis hormonais tendem a sofrer alterações e com isso as chances de insucesso aumentam. Níveis de cortisol e alfa-amilase que ajudam a determinar se uma GINEMUSA está estressada podem ser acompanhados mesmo em uma fase preconceptiva, ou seja, quando há interesse em aumentar a família.

Estes fatores atuam de maneira tão completa que afetam, inclusive, os ciclos menstruais de muitas mulheres, o que também tende a ser uma questão quando o assunto é a gravidez.

Convém lembrar por exemplo que para uma mulher ovular, e consequentemente engravidar, existe uma série de liberações hormonais sequenciadas ao longo do ciclo menstrual que iniciam através da pulsatilidade de um hormônio chamado GnRH (hormônio provenientes da gonadotrofinas), que é liberado numa estrutura do cérebro chamada hipotálamo, que por sua vez manda um comando para outra região, chamada hipófise, liberar dois outros hormônios importantíssimos para a ovulação que são: o FSH (hormônio folículo estimulante), que vai determinar a seleção de óvulos, e o LH (hormônio luteinizante), que participará do processo de ovulação. Além disso, estes dois hormônios vão agir diretamente no ovário estimulando que este último produza seus hormônios: estradiol (que engrossa a camada interna do útero chamada endométrio, o preparando para receber um embrião) e a progesterona (que nutre o embrião e melhora a vascularização do endométrio).

Complexo, não é? E por que falei isso tudo agora? Porque sob condições de estresse o aumento do cortisol bloqueia a pulsatilidade do GnRH, comprometendo todo o eixo hormonal. Entendeu agora qual o problema de viver estressada?

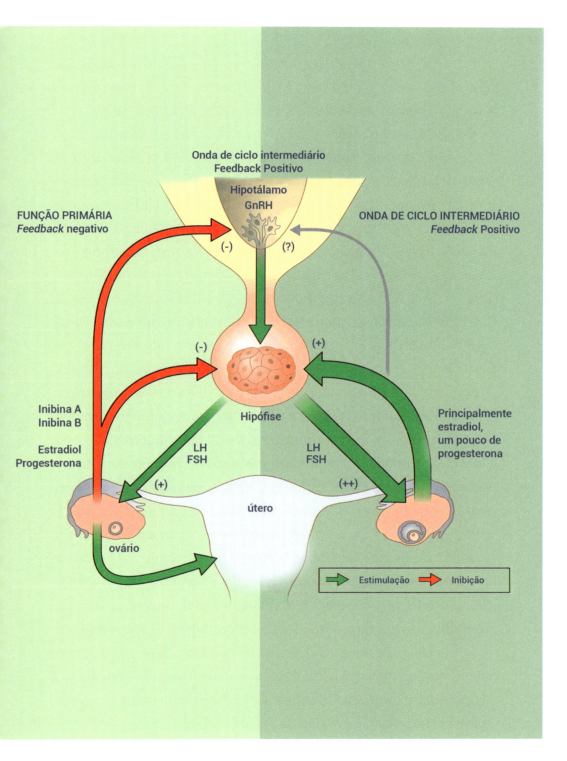

**Neste sentido é que se faz necessário
o acompanhamento hormonal feminino.**
Mesmo em casos em que não exista o desejo
de reprodução, é importante manter níveis que
garantam o amanhã e permitam mudar de ideia
sem maiores aborrecimentos ou frustrações.
Ainda que existam opções de fertilização artificial,
o terreno biológico precisa ser bom e saudável.
A natureza – ainda que sob interferência
do homem – precisa ser considerada.

O que recomendo sempre é que todo processo de cuidado com a saúde inclua um acompanhamento psicológico. Em tempos como os nossos, questões que antes poderiam passar despercebidas, hoje são exploradas em posts, notícias, vídeos e mensagens em aplicativos. Isso tende a deixar nossa energia mais baixa e consome boas reservas que poderiam ser empregadas em outras atividades.

Gosto sempre de dizer que existem casos em que a dificuldade de engravidar é contornável, mas ainda assim leva tempo e exige calma e acompanhamento. O trabalho envolve uma equipe multi-disciplinar e cuidados para além do consultório. É possível lançar mão, inclusive, de terapias alternativas que em complemento com o atendimento médico são bem-vindas e extremamente benéficas. A acupuntura é uma delas: a sabedoria milenar aumenta o fluxo sanguíneo e, inclusive, na região da pelve (onde encontra-se o útero).

No homem – que também é parte integrante deste processo – vale lembrar que o estresse pode diminuir a quantidade de esperma ou mesmo sua libido e ereções. Com isso, o cenário fica bastante difícil. Sempre que uma paciente me procura e está com seu marido procuro perceber como está a relação dos dois. Se ambos estão à vontade e se a intimidade do casal é positiva. Geralmente, a GINEMUSA que tem um marido presente e participativo tende a sofrer menos com problemas ligados a dificuldade de engravidar, porém, quando pensamos em fator humano isso não pode ser uma regra.

Testes como um espermograma podem ajudar da identificação de uma possível esterilidade masculina. Em alguns casos o número de espermatozoides produzidos é pequeno ou mesmo são mais preguiçosos e não se deslocam rumo ao óvulo. Existem casos em que há ausência de espermatozoides no sêmen. Algumas destas alterações podem decorrer, também, por uma doença chamada varicocele que é uma espécie e varizes no testículo masculino, relativamente comum e adequadamente avaliada através de um exame pelo urologista ou ultrassonografia da bolsa escrotal.

Por isso é importante que não só a mulher, mas o homem também procure acompanhamento adequado. A saúde do casal é que pode garantir mais sucesso quando a decisão de ter um filho chegue. Um relacionamento saudável é, além de respeitoso, aquele em que ambos procurem fazer o possível para estarem bem e isso é também uma questão médica!

O rastreio
da infertilidade

As opções de rastreio para saber se uma paciente tem algum nível de infertilidade ou se, de fato, trata-se de uma situação estéril é grande. Neste sentido, sempre digo que não é apenas um exame ou uma conclusão baseada apenas em níveis hormonais, mas um olhar maior sobre a amplitude que é a saúde da mulher.

Cada especialista poderá decidir, com base no seu acompanhamento, como fará para determinar ou não se uma paciente é ou não infértil. Acredito que se há dúvidas ou mesmo falta de segurança com o especialista que te acompanha, não tenha medo de procurar uma segunda opinião. Isso é, inclusive, saudável em casos de pacientes que não possuem um médico com quem se consultam regularmente há bastante tempo.

Inicialmente, é fundamental um rastreio básico que pode se dar por meio de amostras sanguíneas que vão revelar os níveis de hormônios, tipagem sanguínea e fator RH, sorologia para doenças. Além disso, os exames de praxe como Papanicolau podem ser bem-vindos.

Em um outro momento, as pesquisas passam a focar na região pélvica: avaliação do muco cervical, ultrassonografia pélvica (buscando alterações ovarianas) ou ultrassonografia seriada para acompanhar se a mulher está ou não ovulando. Uma avaliação da permeabilidade das tubas uterinas pode ser necessária e é feita através de um exame de nome bastante complicado, Histerossalpingografia.

Outras vezes, pode ser necessário investigar dentro do útero com uma câmera, em um exame chamado Histeroscopia, que pode identificar miomas submucosos ou pólipos endometriais que possam dificultar a implantação do embrião dentro do útero. A investigação pode seguir através da avaliação do cariótipo do casal, através de teste genético.

Com base em resultados, conversas, fatores genéticos e percebendo como está a vida da paciente é que se pode dizer com propriedade se estamos diante de infertilidade ou não. Todos os resultados devem ser considerados em conjunto pois se complementam. É como montar um enorme quebra-cabeças. Somente assim é que podemos ter clareza não somente sobre o resultado, mas sobre suas possíveis causas e iniciarmos o tratamento ou mesmo acolher as pacientes de maneira gentil e segura.

Gosto sempre de lembrar que nada é "culpa sua". Ainda que os fatores externos como consumo de álcool, tabagismo, sejam importantes, nem sempre eles são de fato as causas da infertilidade, por exemplo.

Outro fato que precisa ser lembrado é que caso a mulher esteja com uma programação de gestação a longo prazo (após os 35 anos, por motivos pessoais ou profissionais) ou mulheres que por um infortúnio desenvolvam algum tipo de câncer que precise de quimioterapia – lembrar que o congelamento de óvulos pode ser uma excelente opção para preservar sua fertilidade. Nestas situações é fundamental consultar um especialista em reprodução humana para te orientar quanto a essa possibilidade.

Em situações em que limitações importantes foram constatadas no casal, pode-se lançar mão das técnicas de reprodução assistida como inseminação e fertilização *in vitro*.

PARA FINALIZAR VOU DAR AQUI ALGUMAS INFORMAÇÕES E DICAS PARA QUE VOCÊ SAIBA MAIS SOBRE ESTE TEMA:

Toda mulher nasce com um número determinado de óvulos! E a formação deles aconteceu desde quando você, minha querida GINEMUSA, estava no ventre de sua mãe!

Mudar de direção e adotar um estilo de vida mais saudável com suplementação adequada, manutenção do peso, controle dos níveis de insulina e saída do grupo de risco do sedentarismo são medidas que podem favorecer suas taxas de fertilidade!

Procure um ginecologista para chamar de seu! Às vezes, quando você já está pensando em desistir ou mesmo já está sem forças, um bom médico pode ser a chance que você precisa! Visite vários especialistas, procure um com quem você sinta confiança e segurança. Bons profissionais mudam vidas!

Lembre-se de que a infertilidade é multifatorial! Tudo o que te rodeia pode mudar como o seu corpo reage. Por isso, procure manter sempre por perto o que te faz bem e o que te completa! Afaste coisas, pessoas e situações que tiram você do eixo! Faz bem pra mente e pra saúde!

O homem também deve – ainda que eles se recusem – cuidar de sua saúde! Ir ao urologista regularmente, entender sobre como garantir qualidade de vida e, claro, manter sua saúde íntima em dia.

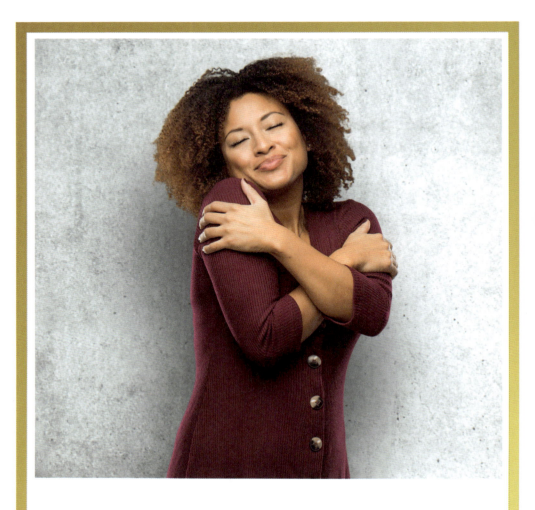

"Amar a si mesmo é o começo de um romance para toda a vida."

Oscar Wilde

CAPÍTULO 8

Libido: Como vai a sua?

Existem tantas conexões entre o desejo mental e o físico, que me permito afirmar que libido não é nada muito racional. Ainda que nós médicos e especialistas no assunto tenhamos todo embasamento para falar sobre ela, de maneira biológica, vejo que o tema precisa ser tratado de maneira pessoal.

Por isso, o que pretendo abordar com vocês é como cada mulher pode se apoderar de seus desejos, de suas vontades e entender como é que seus corpos funcionam quando o assunto é libido. Esse é, inclusive, um tema que leva muitas mulheres ao consultório ginecológico que, diga-se de passagem, é o lugar certo para compreender o que pode estar havendo e encontrar soluções.

Vale compreender que, assim como os homens, mulheres podem ter disfunções sexuais, como a baixa de libido. E as causas são multifatoriais, podendo envolver fatores físicos, psicológicos e hormonais. Querem ver?

Vamos começar conhecendo as diferentes formas que a disfunção sexual feminina pode assumir. Temos a falta de desejo sexual, redução da excitação, incapacidade de atingir o orgasmo (anorgasmia), dor durante o sexo ou uma combinação desses problemas.

A libido é diferente
entre homens e mulheres?

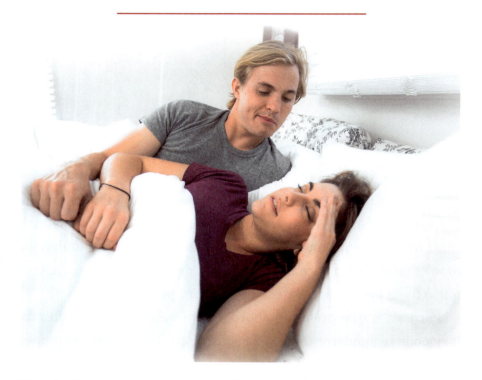

Sim! Dados mostram que as mulheres tendem a apresentar libido mais baixa em comparação aos homens. O motivo? A descoberta recente aponta que mulheres tem um desejo sexual que não está necessariamente ligada ao homem, além do fato de que pensam em sexo com menor frequência do que os homens.

A questão preponderante, nestes casos, é a falta de interesse sexual ou transtorno do desejo sexual hipoativo, ou ainda HSDD (Hypoactive Sexual Desire Disorder), na sigla em inglês. O estudo revelou que pessoas com o transtorno possuem atividade cerebral diferente quando apresentada a estímulos eróticos e sexuais. Neste sentido, vale dizer que, diferente de homens, o desejo sexual em mulheres é algo mais complexo. Por isso, é comum que casais apresentem queixas relacionadas a diferença de interesse sexual do homem e da mulher.

> **Notem que a frequência de atividade sexual não está ligada à libido!**
> Mulheres tendem a ter menos relações
> – em comparação aos homens –
> e prezam por qualidade!

Comumente percebo que muitas mulheres tendem a esconder o problema ou se acostumam com situações que considero sinais/ sintomas do problema. E mesmo quando tudo está aparentemente bem, se você não sente vontade de manter relações é hora de procurar um médico. Existe uma condição chamada transtorno do desejo sexual hipoativo. Trata-se de falta de interesse crônica ou intermitente e que causa sofrimento pessoal e muita discussão entre o casal.

Existem alguns sintomas

que podem estar atrelados à perda de libido

e que comumente passam despercebidos

por muitas mulheres:

▶ Falta de desejo/apetite sexual (inclusive masturbação);

▶ Tem pouco ou nenhum pensamento ou fantasia sexual;

▶ Sente-se preocupada com a falta de sexo;

▶ Durante relações perde o desejo e a excitação com facilidade;

▶ Dificuldade extrema ou impossibilidade de orgasmo;

▶ Dor pélvica (desconforto limitante durante a prática sexual).

Pode ser que ao ler esta lista você estranhe um pouco ou, até mesmo, identifique que vivencia parte ou todos estes sintomas. Recebo pacientes em meu consultório que relatam ter atingido o orgasmo apenas uma ou duas vezes ao longo de suas vidas. Outras tantas que perdem o apetite sexual, mas, ainda assim, se forçam a manter relações com seus parceiros.

Vamos compreender essas correlações, até chegar no "X" da questão, ou melhor, no ponto "G"!

Neste ponto faço um alerta:
não sentir prazer ou mesmo
não experimentar o orgasmo com frequência
não é apenas um problema com seu parceiro.
Pode ser que algo físico, mental e psicológico
não esteja indo bem com você.

Conexão:
Libido e Mente

Quando tratamos da perda de interesse sexual, precisamos levar em conta o fator "saúde mental". A ausência de libido pode estar ligada a preocupações como contas a pagar, maternidade, emprego, problemas domésticos e a lista não tem fim...

Com a mente completamente tomada por pensamentos, preocupações, sonhos e desejos, é comum que o começo da perda de libido esteja aí. **"O sexo está no cérebro"** é o que diz uma pesquisa da Universidade de Stanford, nos Estados Unidos. O estudo revelou que quase metade das mulheres com idade entre 18 e 59 anos sofrem de disfunção sexual.

Devo dizer que você não está sozinha e que milhares de mulheres ao redor do mundo enfrentam essa mesma situação. E seus parceiros também devem ajudar para que você se sinta amada, respeitada, desejada e principalmente acolhida.

Saber que você tem com quem contar tem grande impacto quando falamos de libido. É se envolver com os problemas, mas saber que a cumplicidade de um casal deixa tudo mais fácil e que você tem a quem recorrer.

Libido
e pós-parto

A chegada de um bebê e mesmo a maternidade são cheias de emoções positivas. *Posts* nas redes sociais mostram tudo o que a criança é capaz de transformar. O que ninguém vê é que por trás de tanta beleza existe uma série de questões emocionais, hormonais e psicológicas que atingem a mãe. Neste sentido, sempre digo que a maternidade deve olhar não apenas para o neném, mas também para a mulher. Ela está tão necessitada de cuidados e carinho quanto o pequeno ser que acaba de chegar ao mundo.

Seja pelos pontos de uma cesariana ou de um parto normal, o sexo pode ser bastante doloroso mesmo após o período conhecido como resguardo – ou puerpério (que dura aproximadamente 40 dias). Neste período, a mulher tende a estar mais predisposta às alterações de humor, depressão pós-parto.

A amamentação também tem impacto no que diz respeito às alterações fisiológicas. É aí que muitas pacientes passam por um período crítico de falta de apetite sexual. Pesquisas indicam que um total de 51% das mulheres diz estarem bem com suas vidas sexuais antes/

durante a gestação. Após o nascimento da criança, o percentual de satisfação decresce para aproximadamente 24%. Isso é praticamente metade de mães com problemas ligados ao desejo sexual.

É importante lembrar, novamente, que, você, mãe não é culpada. Afinal, são horas a fio em cuidado única e exclusivamente do bebê, privação de sono, pressão social etc. Com isso, é natural que a libido fique para outra hora.

Procure descansar o máximo possível! A tentação de sair e aproveitar a vida é grande, mas lembre-se de que nos primeiros meses tanto o bebê quanto a mãe precisam dormir. Só assim suas baterias estarão carregadas.

Se por acaso sua forma física estiver te incomodando, mantenha a calma. É natural que você esteja um pouco acima do peso habitual. Lembre-se que havia uma criança dentro de você. Procure orientação nutricional adequada e lembre-se de que sua alimentação é, também, a alimentação de seu bebê. Especialmente, se você está amamentando de modo exclusivo. A prática de exercícios físicos – ainda que uma caminhada rápida – pode ser benéfica. Além de ajudar na queima de calorias, você se mantém ativa e isso é ótimo para a mente!

Fale com seu ginecologista e/ou com o médico obstetra que acompanhou seu parto sobre a recuperação de seus pontos. Partos normais ou mesmo cesáreas podem afetar a saúde vaginal. Com isso, é bom saber como tratar e a duração da recuperação. Neste período, não se force a nada.

Avalie como era a frequência sexual antes do parto. É comum que durante períodos sem sexo a paciente tenha a sensação de não transar há anos e isso gere incômodo. Por isso, tente retomar – aos poucos – a frequência anterior. Lembrando que seu parceiro também tem participação não apenas com estímulos sexuais, mas na ajuda diária. Assim, vocês poderão ter um tempo de qualidade para pensar na vida sexual do casal.

Outro dado importante é que durante o aleitamento materno o excesso do hormônio Prolactina ,fundamental para ejeção e produção do leite, reduz os níveis de diversos hormônios como o FSH e LH que controlam o ciclo menstrual – por isso as mulheres no geral não menstruam enquanto amamentam exclusivamente – além disso os níveis de estradiol e testosterona também caem bastante, podendo gerar ressecamento vaginal e redução importante do desejo sexual.

Libido, envelhecimento,
climatério e menopausa

Sim, o envelhecimento naturalmente pode ser associado à perda de libido. Com relação aos idosos, isso acontece por conta da baixa dos níveis de estradiol na menopausa o que pode causar também diminuição drástica na lubrificação vaginal, além de afinamento da mucosa da vagina, que fica mais sensível a traumas durante a relação sexual (semelhante ao que ocorre durante a menopausa).

Mulheres de meia-idade ou que já atingiram os seus 60-65 anos de idade podem, de fato, sofrer mais com isso. Estima-se que 1 a cada 7 mulheres entre 65 e 79 anos possuem alguma disfunção sexual.

Com o passar dos anos e na eminência das fases que marcam grandes mudanças na saúde feminina, a libido tende a cair de maneira significativa. Isso acontece, pois sob um declínio na produção de testosterona, progesterona e estrogênio – produzidos no ovário –, a mulher tende a se interessar menos pelo sexo, biologicamente falando. Porém, é nesta fase, no começo da senescência, em que estudos apontam que a mulher atinge o seu grau máximo de satisfação com o sexo. Mesmo frente ao desejo mais baixo em ter relações sexuais, existem excitação e orgasmos até a terceira idade.

A questão é que, atualmente, com o avanço da ciência e mesmo para o crescente despertar para uma vida saudável, mais mulheres mantém vida sexual ativa após a menopausa. E isso é muito importante, pois é exatamente nesta fase da vida da mulher que ela já atingiu sua estabilidade profissional, seus filhos já saíram de casa e o relacionamento conjugal passa a ser prioridade novamente (se em algum momento deixou de ser).

Além das questões hormonais, é nesta fase que algumas mulheres experimentam sensações como cansaço extremo, calores e

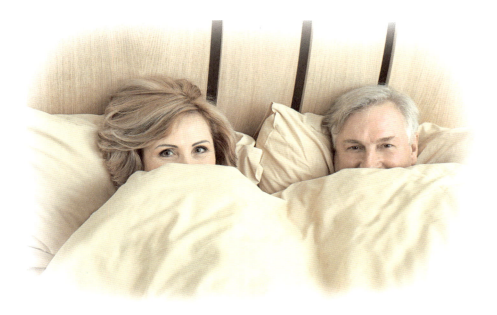

sentem-se menos bonitas. Com a sensação de estarem cada vez menos atraentes, o apetite sexual tende a cair também. A utilização de medicamentos antidepressivos e ansiolíticos pode ter grande ligação com a baixa libido, pois reduzem de forma drástica os níveis de testosterona no organismo (que já se encontram em queda com o avanço da idade). Neste sentido, é fundamental buscar orientação junto ao seu médico e avaliar novas opções de tratamento.

Com o passar dos anos, a pele deixa de produzir colágeno, os seios ficam mais flácidos, o cabelo tende a ficar mais seco e as unhas mais fracas e quebradiças. Trata-se do ciclo natural decorrente da queda hormonal. Mas, é aí que mora o medo do abandono das mulheres pelos seus parceiros. Tais sentimentos contribuem para quadros de baixa autoestima, depressão e queda da libido.

Por isso, nesta fase pode ser muito bem-vindo levar o parceiro para consultas ginecológicas. Isso fará com que ambos tenham a real dimensão do momento e dos impactos no organismo feminino. A informação pode transformar possíveis frustrações em um novo ponto de contato entre o casal, que poderá, junto, equacionar tudo isso da melhor maneira possível.

Vale lembrar que além dos impactos aparentes, mulheres acima dos 55 anos podem apresentar quadros de perda ou diminuição de lubrificação vaginal o que torna a prática sexual bastante dolorosa, desconfortável e não prazerosa.

Ainda nestes casos – em que evidentemente ocorre declínio hormonal – reforço que a reposição de hormônios tem contraindicações para pacientes com câncer de mama, por exemplo. Doenças coronárias e mesmo insuficiência hepática podem excluir esta linha de tratamento também. Estas questões devem ser avaliadas em conjunto com seu médico. Abordamos em detalhes as indicações e contraindicações dessa maravilhosa forma de terapia para mulheres no climatério/menopausa no capítulo 5, dedicado exclusivamente para a reposição hormonal.

Nas pacientes elegíveis, indicamos que este processo de reposição ou terapia hormonal seja iniciado o quanto antes. É fundamental obedecer a famosa "janela de oportunidades" para introdução da terapia hormonal, que consiste em até 10 anos após seu início. Assim, podemos ter uma resposta melhor e mais consistente, evitando riscos de efeito colaterais decorrentes do fato de o organismo ter feito as mudanças adaptativas para viver sem hormônios ao longo desses anos.

Por exemplo, o hormônio estradiol é responsável pela capacidade de vasodilatação, quando a mulher passa muitos anos (mais de 10) sem este hormônio, os vasos tornam-se mais rígidos, e, se for optado por iniciar a terapia hormonal neste cenário, podemos aumentar o risco de eventos cardiovasculares indesejados.

Eu sempre falo sobre o conjunto de fatores na saúde do ser humano. Por isso, indico sempre a prática regular de exercícios físicos e/ou de yoga, dança, caminhada, hidroginástica, musculação, etc. Isso contribui não apenas para a condição corporal, mas também para a saúde mental. Manter o corpo ativo é uma maneira de ocupar-se consigo mesma e de autocuidado.

A prática de atividade física também deixa a GINEMUSA confiante, forte e empoderada. Assim, durante a prática sexual será possível concentrar seus pensamentos na relação e não nos problemas da vida ou mesmo nos medos que permeiam este assunto. É somente assim que você poderá se desligar do mundo quando estiver na cama com seu parceiro.

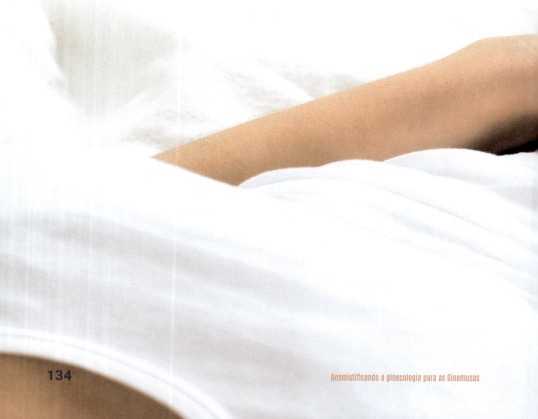

Libido e prazer:
o "G" da questão

Muito se fala sobre esse tal de ponto "G" e sobre o clitóris, como os lugares do prazer feminino. Porém, nem sempre as mulheres sabem muito sobre o assunto e sobre a localização destes potes de ouro. Antes de encontrarmos respostas para isso, quero dizer que o prazer feminino é algo maior do que um estímulo visual, por exemplo.

Um estudo americano, que coletou dados de mulheres entre 18 e 94 anos, revelou que para quase 40% das mulheres a estimulação do clitóris era fundamental para se chegar ao orgasmo durante as relações sexuais. Outras disseram que ainda que o toque não fosse necessário, tinham orgasmos mais intensos se estimuladas nessa

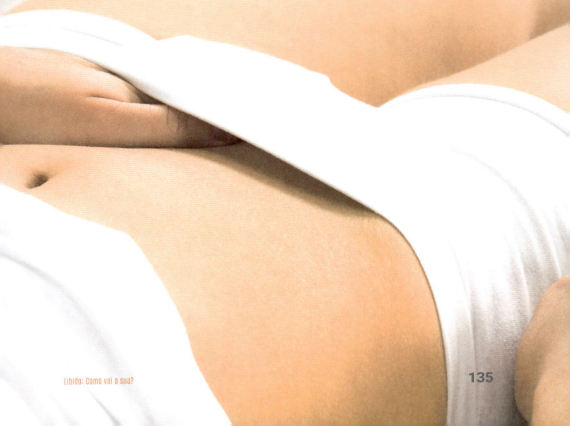

região. De todas, apenas 14% sentiam prazer absoluto (chegando ao orgasmo) apenas com a relação sexual (penetração vaginal).

Fica evidente aí que não existe receita de bolo, mas que os estímulos são necessários para boa parte das GINEMUSAS que desejam chegar ao orgasmo. Obviamente, há diferenças na intensidade, direção e força empreendidas neste toque, por isso cada uma deve encontrar o seu toque perfeito.

Homens tendem a acreditar que em virtude da sua ereção "fácil", o mesmo deve acontecer também com as mulheres e que se trata apenas de penetração. Por isso, mulheres apresentam queixas com relação à sua vida sexual por conta de frustrações. Além de envolver uma mulher, o homem precisa também deixá-la à vontade.

Perceber que há interesse por parte de uma mulher não é necessariamente um "sinal verde" para o sexo. As preliminares são importantes e – principalmente para as mulheres – é parte do caminho para o orgasmo e prazer pleno. Isso pode envolver e demandar um tempo maior. Lembre-se que você pode dizer como quer e como não quer que as coisas ocorram. Afinal, o sexo deve ser bom para os dois.

Como a masturbação feminina não é tão encorajada ou romantizada como no sexo masculino durante a puberdade, o clitóris pode ser apenas um sonho no imaginário de muitas mulheres. A questão é que ele existe e pode oferecer prazer e devolver a qualidade de vida sexual que muitas mulheres procuram. Busquem sempre conhecer seu corpo, tocarem cada canto dele e não apenas com cunho sexual, mas para perceber alterações e promover saúde. Este é um passo importante também para sua aceitação.

O ponto G pode variar entre as mulheres, mas ele existe e está ao alcance das mãos ou melhor, dos dedos. Trata-se de uma área mais rugosa na parede vaginal. Ele pode estar mais rígido devido a excitação. Encontra-se posicionado na parte de cima (parede anterior da vagina) e está há alguns centímetros da abertura vaginal (aproximadamente 3-4cm). A região apresenta uma textura diferente (mais áspera) do que o normal. Ao encontrá-lo você ou o seu parceiro podem pressioná-lo para cima – em direção ao umbigo.

**Aproveitando a oportunidade lembro que
é natural ter preferências, fantasias e fetiches.**
Não tenha receio de falar sobre o assunto com
seu parceiro. Ao sentir intimidade suficiente, fale sobre
o que gosta, sugira, pode ser um caminho para
uma prática sexual mais livre e longe de julgamentos.
Abra, também, este espaço para que o outro fale.
E lembre-se de que o não serve para um não é bom
para ambos. Limites são sempre importantes para
que exista respeito e consentimento.
**Não existe prazer em fazer algo
de maneira forçada.**

E se conhecendo por completo você poderá oferecer novos horizontes para que a prática sexual seja sempre completa, para que vocês cheguem juntos ao orgasmo.

Como resgatar
a libido?

O primeiro passo é encontrar qual a causa da redução da libido. As medidas de tratamento inicial, a depender do caso, podem incluir o uso de lubrificantes e hidratantes vaginais, mudanças no estilo de vida (por exemplo, redução do estresse e fadiga, aumento do tempo de qualidade com os parceiros, trazendo novidade ao repertório sexual e melhorando a imagem corporal), uso de brinquedos eróticos, reposição hormonal e até terapia sexual.

Normalmente, pensa-se automaticamente em questões hormonais para solucionar problemas de ordem sexual. Acredito que, em alguns casos, o uso de uma reposição hormonal pode ser bem-vindo. Claro que com base em uma análise ampla, responsável e individualizada. Neste sentido, gosto de dizer que como médico de visão holística e integrativa acredito no poder dos hormônios, mas que valorizo ainda mais o olhar para cada GINEMUSA de maneira personalizada. Além de possíveis doenças existem – como disse acima – gatilhos que quando acionados podem desencadear problemas de todas as ordens. "Para que tratar o tiro se eu posso desativar a arma?" É disso que quero falar.

Não existe fórmula milagrosa em nada quando falamos de saúde. Atualmente há disponível o chamado "Viagra feminino", que veio ao mercado após uma tentativa anterior frustrada em 2015. A substância é autoinjetável e deve ser aplicada 45 minutos antes da relação sexual. Esta é uma opção, mas não a solução para o problema. Imagine ter de usar a medicação sempre que tiver relações sexuais? Além disso, um dos efeitos colaterais atrelados ao fármaco é a náusea.

Lembro aqui que a utilização de remédios continuamente pode gerar impactos a saúde, trata um problema e cria outro. E óbvio que jamais deve ser feito automedicação.

Agora, essencial:
Seu parceiro pode ser um ponto de apoio.

Lembre-se de que é interesse dele também que a vida sexual do casal esteja bem. Isso beneficia ambos e não apenas você. Além disso, ofereça a ele informações sobre suas preferências, sobre coisas que gostaria de fazer. É comum que casais com maior tempo de relacionamento tenham baixa na frequência e caiam na rotina. Por isso, vocês podem encontrar juntos formas de lidar com isso usando a criatividade. Faça com que ele participe também do processo com o seu médico, caso a situação exija administração de algum tipo de tratamento.
Assim você se sentirá acolhida.

Procure uma atividade que lhe dê prazer. Retome um hábito, comece a fazer algum esporte. Atividades extra casa/trabalho relaxam e liberam endorfina em nosso corpo. A sensação de recompensa está ligada aos desejos. Nestas atividades, o gasto energético pode relaxar e fazer com que você durma melhor e isso a deixará mais disposta.

Um outro ponto importante na prática de exercícios físicos está no ganho de massa muscular. Em especial a região pélvica pode sofrer com a perda muscular e de colágeno tornando-se flácida. Isso pode diminuir o prazer sexual bem como facilitar o aparecimento de pequenas liberações (perdas) de urina de maneira involuntária. Onde os músculos estão mais fortes e rígidos existe maior controle, o que contribui para saúde íntima.

Hábitos como tabagismo, alcoolismo e alimentação pobre em nutrientes também pode fazer com que seu organismo trabalhe em ritmo mais lento. A prática sexual demanda energia e seu corpo precisa estar bem. Por isso, procure alimentar-se bem e afastar hábitos que fazem mal. Além disso, o abuso de álcool pode levá-la a situações de risco como sexo desprotegido e infecções.

Cuide de sua saúde mental. A depressão, por exemplo, afeta 40% das mulheres com queixa de baixa libido. A questão psicológica tem forte impacto quando analisamos que o prazer feminino não está apenas ligado ao estímulo isolado, mas a um conjunto de fatores. Além disso, inseguranças e as tarefas do dia podem ganhar um espaço maior do que eles deveriam. Um profissional de psicologia poderá auxiliar você a iniciar uma jornada para se aceitar, se acolher e a se ouvir.

Como vimos, queda de hormônios pode ser a causa da baixa em sua libido. Quando bem indicados podem fazer com que você retome suas atividades e volte a ter apetite sexual. Lembro que todo procedimento que envolve reposição hormonal deve ser feito e assistido por um médico de sua confiança, para que você garanta sucesso nos resultados e sem danos à sua saúde. Atualmente, existem drogas que estimulam o prazer sexual, mas isso deve ser tratado também com o seu médico e em casos isolados.

Não existe idade ou fato "x" ou "y" isolado responsável pela perda da libido. O problema também não quer dizer, necessariamente, que seus ovários não estejam funcionando. A medicina integrativa dos dias atuais tem um olhar para a promoção de saúde. O que quer dizer que você pode lançar mão de um estilo de vida que garanta uma longevidade saudável.

Se no meio do caminho algo acontece, isso não quer dizer que você fez errado, mas que sempre há alternativas para qualquer que seja seu grau de evolução deste problema. Não queira carregar o mundo nas costas e ser "perfeita". Somos humanos e isso nos torna passíveis de toda e qualquer intempérie. O que vai nos diferenciar é, de fato, como encaramos isso.

Grupos de mulheres ao redor do mundo também se beneficiam de terapias alternativas como a prática do *mindfullness*. A terapia que foca na atenção plena é capaz de auxiliar no manejo das emoções bem como na questão de se lidar com certas crenças limitantes. São pensamentos negativos que podem fazer com que a rotina termine mais pesada ou mesmo em que as travas para relações apareçam.

Por isso, procure ajuda não apenas para tratar algo que te incomoda, mas para fortalecer seus elos com você mesma e com o mundo ao seu redor de uma maneira sadia e positiva.

Você pode ser independente, mas sempre precisará de uma rede de apoio! Tenha onde e em quem se apoiar e não se esqueça de que falar dos seus problemas abertamente com seu companheiro é também um grande tratamento de saúde!

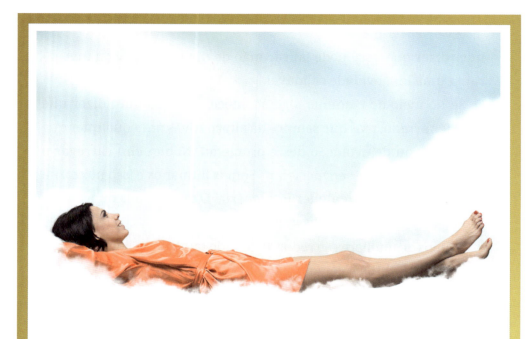

"O tamanho dos seus sonhos deve sempre exceder a sua capacidade de alcançá-los. Se os seus sonhos não te assustam, eles não são grandes o suficiente."

Ellen Johnson-Sirleaf

CAPÍTULO 9

Contracepção da mulher moderna: Uma visão ampla para ajudar na sua escolha

Antes de falarmos sobre contracepção, precisamos retomar alguns conceitos básico a respeito do seu ciclo menstrual. O período que abrange o primeiro dia de uma menstruação e o primeiro dia da menstruação seguinte é chamado de ciclo menstrual. Normalmente, esse ciclo tem duração média de 28 dias, mas também podem existir ciclos menstruais que variam entre 21 e 35 dias e isso é completamente normal.

Sei que já falamos sobre isso no capítulo 2, mas quero agora não apenas retomar alguns pontos, mas imergir mais em cada fase do seu ciclo menstrual, pois há intensa conexão entre menstruação e contracepção!

É durante o ciclo menstrual que o corpo feminino é preparado para uma possível gravidez, por isso, seja você uma mulher que deseja engravidar, seja você uma mulher que não deseja é importante conhecer e entender seu ciclo.

Considerando um ciclo menstrual de 28 dias, podemos dividi-lo em quatro fases, só para facilitar o entendimento e as alterações hormonais em cada uma delas: fase menstrual, folicular, ovulatória e lútea.

Como vimos, ao longo dessas quatro fases, os hormônios sexuais femininos, o estrogênio e a progesterona entram em ação, podendo causar mudanças no humor e na libido. É esta atividade hormonal que fará também com que ao fim de cada ciclo o endométrio descame, resultando na menstruação que costuma durar entre 2 a 8 dias.

O ciclo menstrual possui
quatro fases

Menstrual

O período menstrual é o primeiro estágio do ciclo menstrual. Ocorre quando um óvulo do ciclo anterior não é fertilizado e, como não há gravidez, os níveis de estrogênio e progesterona caem e determinam a descamação do endométrio (camada interna de revestimento do útero), que é expelido pela vagina por meio de contrações uterinas. Inchaço abdominal, cólicas, mamas doloridas e mudanças de humor podem acompanhar esse período.

Folicular

Este estágio sobrepõe-se à fase menstrual, já que se inicia com o primeiro dia do período menstrual e só termina quando entra na fase ovulatória, durando aproximadamente 14 dias. Neste estágio, o hormônio folículo-estimulante (FHS) estimula os ovários a recrutarem folículos contendo óvulos imaturos. O óvulo mais saudável será amadurecido – e consequentemente ovulado – e os demais folículos reabsorvidos pelo organismo.

Esse processo de amadurecimento do folículo traz um aumento dos níveis de estrogênio para engrossar o endométrio (revestimento do útero), criando um ambiente propício à chegada e crescimento de um embrião.

Ovulatória

O aumento nos níveis de estrogênio da fase folicular faz com que haja a liberação do hormônio luteinizante (LH), iniciando, assim, o processo de ovulação – que ocorre quando o ovário libera um óvulo maduro pronto para se encontrar com o espermatozoide e ser fecundado gerando um embrião. Assim, esse é justamente o período em que a mulher entra em seu estágio fértil, tendo esse período uma duração de aproximadamente 24 horas para se encontrar com o espermatozoide, este sobrevive até 72 horas no organismo.

Durante essa fase pode ocorrer aumento da libido, da temperatura corporal e do apetite, bem como a presença de um muco vaginal transparente filante (parecido com a clara de ovo), algumas mulheres contam que também sentem uma leve pontada no momento da ovulação, a chamada Mittelschmerz (do alemão, "dor do meio", já que costuma ocorrer no meio do ciclo menstrual). A dor pode ser tão específica que essas mulheres conseguem inclusive identificar de qual dos dois ovários o óvulo foi liberado, de acordo com o lado da dor.

Normalmente, a ovulação ocorre em torno do 14º dia, em um ciclo de 28 dias. Como há uma maior chance de que ocorra a concepção do óvulo durante o dia da ovulação, costuma-se contar como período fértil também os três dias anteriores e posteriores ao 14º dia de um ciclo normal de 28 dias.

Lútea

Essa fase se inicia quando o folículo, após liberar o óvulo, transforma-se em corpo lúteo – uma estrutura que libera hormônios, principalmente progesterona e em menor escala o estrogênio. Esse aumento nos níveis dos hormônios sexuais femininos atinge um pico em torno do 21º dia do ciclo e são eles que irão manter o endométrio pronto para que um óvulo fertilizado possa ser implantado, no processo chamado nidação.

Caso a mulher tenha engravidado, o corpo liberará um hormônio chamado gonadotrofina coriônica humana (hCG), que é detectado pelos testes de gravidez e avisa ao cérebro que é preciso seguir produzindo os hormônios progesterona e estradiol no corpo lúteo para que o embrião possa se desenvolver até que a placenta assuma essa função por volta da 10ª semana de gestação. Já quando a mulher não engravida, o corpo lúteo é reabsorvido, fazendo com que ocorra diminuição progressiva dos níveis de estrogênio e progesterona e, consequentemente, acarretando novo início do período menstrual. É nesta fase de queda hormonal da fase lútea que a mulher pode apresentar os sinais e sintomas da Síndrome Pré-Menstrual (TPM), tendo uma duração média de aproximadamente 7 dias (irritação, choro fácil, compulsão alimentar, dor de cabeça, retenção de líquido).

Entendendo o
período fértil

Vamos nos aprofundar um pouco na questão do período fértil. Muito do que falei até aqui é baseado em uma mulher com um ciclo normal de 28 dias. Neste sentido, o período fértil, conforme aprendemos, seria por volta do 11° dia ao 17 ° do ciclo.

Ocorre que, como sabemos, cada mulher é única, logo, de certa maneira, podemos dizer que quase todo dia pode ser fértil, já que a ovulação pode variar não apenas de mulher para mulher, mas também de ciclo para ciclo – isso mesmo, um ciclo seu pode ser de uma forma em um mês e diferente no mês seguinte.

Porém, além do dia da ovulação, os três dias anteriores e posteriores tendem a ser os dias em que a mulher possui maior probabilidade de engravidar, pois sabemos que, por exemplo, durante a menstruação é o período em que o endométrio está descamando, o que dificulta a implantação do embrião. Além disso, é difícil coincidir o período menstrual com a ovulação, valendo lembrar que algumas mulheres têm um escape (pequeno sangramento ou *spotting*) no meio do ciclo durante a ovulação – não confundir com o sangramento da menstruação.

Um dos principais sinais de que a mulher está em seu período fértil são as alterações no muco vaginal, devido à ação do estrogênio. Ele é eliminado em maior quantidade durante a ovulação, além de ficar mais transparente (com o aspecto similar ao da clara de ovo). Normalmente, a tendência é de que a secreção da vagina vá ficando mais aquosa até o início do período fértil e tornando-se mais seca após o dia em que ocorre a ovulação – devido a ação da progesterona, que deixa o muco vaginal menos abundante e mais opaco e grumoso. Durante o período fértil, a mulher ainda pode apresentar outros sinais como aumento da temperatura corporal, acne, dor abdominal, aumento da libido, do apetite e peso, entre outros sintomas.

Como eu disse anteriormente,
o período fértil pode variar
e essas alterações
podem ocorrer devido a
diversos fatores como:

▶ Uso de certos medicamentos;

▶ Pílula anticoncepcional;

▶ Estresse e variações emocionais;

▶ Síndrome do Ovário policístico (SOP);

▶ Distúrbios alimentares (a anorexia pode até mesmo interromper a menstruação, por exemplo);

▶ Miomas uterinos;

▶ Aproximação da menopausa.

Alguns sinais de que pode haver
algo de errado com seu
período fértil são:

▶ Sangramento por mais de 8 dias;

▶ Período menstrual irregular;

▶ Ciclo menstrual inferior a 21 dias ou superior a 35 dias.

Caso você apresente esses sintomas, não deixe de se consultar com um médico de sua confiança para investigar o que pode estar ocorrendo.

Como se proteger
de uma gravidez?

Agora que você já entendeu como funciona o ciclo menstrual, bem como o período fértil, quero saber: como você se protege contra uma gravidez indesejada ou não planejada? Com tantos métodos, pode ficar complicado escolher um, por isso, o ideal é que você converse com seu médico para que ele possa lhe esclarecer sobre as indicações e contraindicações de cada método e, munida destas informações, você possa identificar qual é o melhor para você.

Quando o assunto é método contraceptivo, podemos dividi-lo em quatro tipos: hormonais, de barreira, definitivos e comportamentais. A seguir, explico um pouco mais sobre cada um deles.

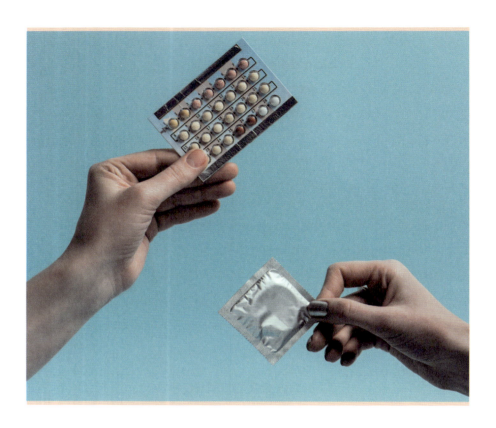

Métodos
contraceptivos hormonais

Pílulas

Os anticoncepcionais hormonais orais podem ser combinados (estrógenos + progestógenos) ou constituídos apenas de progestógenos. Os anticoncepcionais combinados devem ser iniciados no primeiro ou no segundo dia do ciclo menstrual e tomados diariamente, preferencialmente no mesmo horário, durante 21 dias ou 24 dias a depender da pílula. Quando acaba a cartela faz-se uma pausa de uma semana, quando geralmente ocorre o "período menstrual" – que na verdade não é uma menstruação verdadeira, é apenas a descamação do endométrio pela retirada dos hormônios. Atenção, caso não ocorra a menstruação talvez seja necessário entrar em contato com seu médico!

Métodos contraceptivos de barreira

Os contraceptivos de barreira são capazes de impedir a ascensão dos espermatozoides ao útero. Dentre eles, o mais popular é o preservativo masculino, conhecido popularmente como camisinha. Ele confere uma dupla proteção, tanto contra gravidez como contra infecções sexualmente transmissíveis. O preservativo feminino, como o próprio nome diz, é a versão feminina da camisinha, tendo a mesma função que o preservativo masculino. É descartável e deve ser usado durante todo o ato sexual!

Uma pesquisa realizada nos Estados Unidos mostrou que aproximadamente 40% das pessoas que utilizaram o preservativo feminino para sexo anal apresentaram dor, dificuldade em inserir a camisinha feminina e em mantê-la no lugar, logo ele deve ser usado apenas para o sexo vaginal.

Outro método é o diafragma, que consiste em uma cúpula flexível, com um lado côncavo e outro convexo. Antes do ato sexual, o lado côncavo da cúpula deve ser parcialmente preenchido com um creme ou gel espermicida. Em seguida, o diafragma é inserido profundamente na vagina e posicionado de modo a se encaixar sobre o colo do útero. O diafragma só deve ser retirado 6 ou 8 horas depois do fim da relação sexual. Não é descartável e deve ser propriamente lavado e conservado após o seu uso.

Anel vaginal

Trata-se de um anel de plástico capaz de liberar hormônios continuamente. Ele deve ser inserido pela própria paciente e deixado por 3 semanas, sendo retirado durante a uma semana, para ocorrer o "período menstrual" e reinserido após 7 dias da pausa.

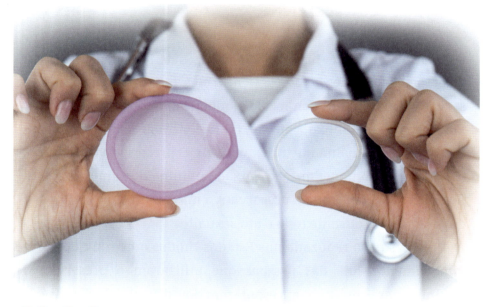

Injetáveis

Os anticoncepcionais injetáveis costumam ser utilizados naquelas pacientes que não conseguem se lembrar de usar a pílula diariamente ou têm intolerância gastrointestinal aos hormônios. Além disso, a paciente pode optar por usar apresentações mensais ou até mesmo a cada três meses.

Implantes

Atualmente, a mulher que busca um método contraceptivo eficaz conta também com os implantes ("chips"), que são uma via de administração de hormônios. Dependendo do hormônio, pode servir tanto como anticoncepcional como para realizar terapia de reposição hormonal.

Quando o objetivo é a contracepção, temos o implante subdérmico de etonorgestrel, que dura 3 anos e é implantado no braço da paciente. Ou implantes silásticos de Gestrinona, um hormônio feminino sintético, derivado de um hormônio masculino, 19-NOR--Testosterona. Este hormônio possui três ações no corpo:

- Ação Antiestrogênica: reduz o fluxo menstrual, deixando até 95% das mulheres em amenorreia (sem menstruar) após 3 meses de uso.
- Ação Antiprogestagênica: impede a queda da progesterona – grande responsável pela TPM.
- Ação Androgênica: aumenta a Testosterona Livre, o que pode colaborar para a diminuição da celulite e aumento da libido. O implante ainda pode trazer benefícios como ganho de massa muscular, redução dos depósitos de gordura corporal e aumento da taxa metabólica (acelerar o metabolismo).

Justamente por esses possíveis efeitos colaterais "positivos" é que esse hormônio foi erroneamente batizado pela mídia de "chip da beleza". Digo erroneamente, pois esses ganhos extras estão, na verdade, condicionados ao estilo de vida – com alimentação saudável e equilibrada e prática regular de exercícios físicos. E isso pode ou não ocorrer. OU SEJA, O IMPLANTE HORMONAL NÃO É UM PROCEDIMENTO COM OBJETIVOS ESTÉTICOS! Muito pelo contrário, é um fármaco com indicações para tratamento de condições caracterizadas pelo hiperestrogenismo (endometriose, miomatose uterina, adenomiose).

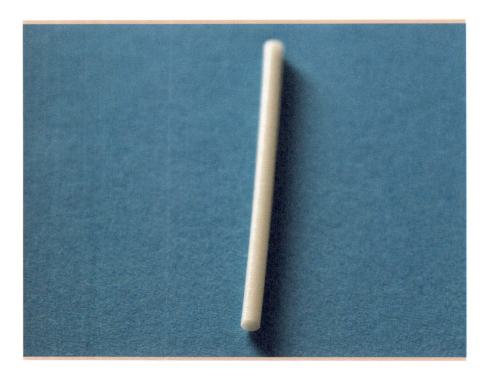

Além disso, vale ressaltar que por agir em receptores andrógenos, pode ter efeitos colaterais negativos e indesejáveis como o aumento na oleosidade da pele, acne ou queda de cabelo, aumento do clitóris e alteração no timbre da voz – estes em geral acontecem quando a dose foi incorreta ou a indicação foi errada.

DIU hormonal (Dispositivo IntraUterino)

O DIU hormonal ou medicado é, na verdade, o SIU (Sistema Intrauterino) que no Brasil leva o nome comercial de DIU Mirena. É um dispositivo colocado dentro do útero através de um procedimento realizado pelo ginecologista e que atua como método de barreira contra os espermatozoides e, também, libera levonorgestrel, que é um progestógeno (que atrofia o endométrio, fazendo com que ele não seja receptivo à implantação de um embrião). Sua duração é de 5 anos, e ele pode levar algumas pacientes a pararem de menstruar.

Para quem busca um método contraceptivo de longa duração sem hormônios, o Dispositivo Intrauterino (DIU) pode ser uma alternativa. Trata-se de um pequeno dispositivo em forma de T ou Y que costuma ser revestido de cobre ou cobre e prata (este segundo costuma trazer menos efeitos colaterais, uma vez que a prata evita a fragmentação do cobre no útero, reduzindo as cólicas e o aumento do fluxo menstrual). O DIU é implantado no útero pelo médico ginecologista, sendo um procedimento simples e rápido quando realizado por um profissional habilitado.

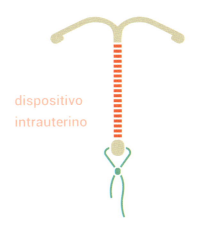

Uma vez implantado, pode permanecer no útero por até 5 anos no caso do DIU de Cobre e Prata, ou 10 anos no caso do DIU de cobre isolado. Apesar de ser um método contraceptivo de longa duração, pode ser rapidamente reversível com sua retirada, caso seja necessário!

Não interfere com o ato sexual, tem elevada taxa de aceitação a longo prazo e pode ser usado por mulheres que querem ou precisam evitar a administração de estrogênio, como ocorre com o uso dos anticoncepcionais hormonais ou naquelas que já sabem que o desejo reprodutivo é para longo prazo.

Os DIU's não hormonais têm a vantagem de não interferirem também na testosterona e demais hormônios da mulher, diferente do DIU hormonal.

Há uma relação entre o tamanho do DIU e a cavidade uterina: quanto maior o DIU ou menor a cavidade maior a chance de efeitos colaterais. Para as mulheres com útero pequeno, temos ainda a opção do DIU Mini.

Embora a mulher possa começar a usar em qualquer momento do ciclo menstrual, deve ser colocado, preferencialmente, nos primeiros dias do ciclo, para minimizar o desconforto, pois o orifício do colo do útero estará aberto.

Há ainda outros métodos de barreira, como o capuz cervical e a esponja, que bloqueiam a entrada do colo do útero impedindo, e consequentemente, a entrada dos espermatozoides.

Métodos contraceptivos definitivos

Quando a mulher tem certeza de que não deseja mais engravidar, os métodos contraceptivos definitivos podem ser levados em consideração. São métodos cirúrgicos, que são formas permanentes – podendo, em alguns casos, serem revertidos apenas com outra cirurgia. Esses métodos também exigem o cumprimento de certos critérios legais que normatizam a realização dos procedimentos (em relação a idade e ao número de filhos). Há dois tipos: um para a mulher (laqueadura) e outro para o homem (vasectomia).

Laqueadura: consiste na interrupção das tubas uterinas (trompas) impedindo, assim, a fecundação do óvulo pelos espermatozoides e, portanto, a gravidez. A mulher continua a ter menstruação normalmente.

Vasectomia: trata-se da interrupção do canal deferente, que "leva" os espermatozoides dos testículos para o pênis. É importante deixar claro aqui que este procedimento não provoca impotência sexual.

Métodos contraceptivos comportamentais

Também conhecidos como métodos de abstinência periódica ou métodos naturais, o mais conhecido deles é a famosa "Tabelinha". Esse método baseia-se em evitar as relações sexuais vaginais no período fértil do ciclo da mulher. Com isso, busca evitar a gravidez impedindo o encontro do espermatozoide com o óvulo neste período. No entanto, nem sempre dá certo! Pois, como vimos anteriormente, o período fértil varia bastante. Um outro método é o "coito interrompido", que não se utiliza de nenhum dispositivo e consiste em ejacular fora da vagina. Como podemos perceber, é também um método bastante arriscado, com alto incide de falha, pois aquele líquido pré-ejaculatório já contém espermatozoides.

Meu método contraceptivo falhou!
E agora?

Para casos em que ocorre a falha do método contraceptivo usualmente utilizado, há os contraceptivos de emergência. Conhecida como "pílula do dia seguinte", ela deve ser tomada apenas em casos de emergência. Como sempre digo às minhas pacientes, a pílula do dia seguinte não deve ser utilizada como método contraceptivo, já que por possuir a dosagem hormonal equivalente à metade de uma cartela de anticoncepcionais tradicionais, pode desregular o ciclo menstrual, causar dor de cabeça e nas mamas, bem como vertigens. Caso você precise fazer uso da pílula do dia seguinte, saiba que é preciso tomá-la o mais próximo possível da relação desprotegida ou no máximo até 72 horas após a relação, pois sua eficácia vai diminuindo conforme o tempo passa.

Conforme vimos neste capítulo, há diversos métodos contraceptivos disponíveis, então, evitar uma gravidez indesejada ou não planejada é completamente possível. No entanto, é importante entender que cada método tem seus benefícios, indicações e contraindicações. Tudo varia de mulher para mulher, por isso a importância de que a paciente seja analisada individualmente.

Assuma o controle sobre seu corpo, busque informação junto ao seu ginecologista e não deixe de fazer um planejamento familiar junto com seu parceiro! Antes de decidir por um método, procure definir com seu parceiro em quanto tempo vocês pretendem engravidar, pois não é interessante ficar usando um método contraceptivo diário se vocês já sabem que só irão engravidar daqui a 5-10 anos, para isso existem os métodos contraceptivos reversíveis de longa duração.

E, lembre-se, é importante sempre utilizar a camisinha para se proteger não apenas contra uma gravidez indesejada, mas também contra as IST's (Infecções Sexualmente Transmissíveis).

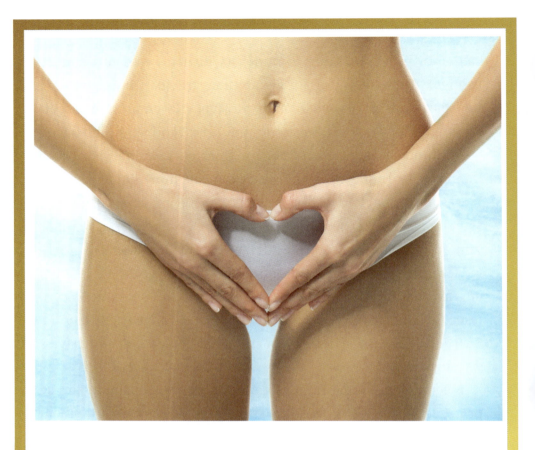

"Todo procedimento estético deve se basear em qualidade de vida. Vaidade é só um termo que as pessoas encontraram para desestimular aqueles que só querem ser felizes e estar de bem com sua aparência e autoestima!"

Dr. André Vinícius Florentino

CAPÍTULO 10

Estética íntima: O novo normal em embelezamento genital – Uma quebra de paradigmas

Queridas Ginemusas, chegamos ao nosso último capítulo – estética íntima. Sim, porque não poderia falar de saúde feminina sem trazer para vocês informações sobre esta tão promissora vertente dentro da ginecologia.

E sabem por quê? Muitas mulheres se sentem desconfortáveis ou mesmo tem vergonha de seus parceiros pelas alterações em sua área genital. Criam bloqueios, evitam manter relações sexuais em ambiente iluminados, deixam de usar roupas mais juntas, furtam-se de atividades criativas da sexualidade.

Melhorar a estética íntima é o mesmo que resgatar alguns parâmetros perdidos da sexualidade da mulher e seu poder de sedução, proporcionando uma melhor interação sexual com seu parceiro. O que, certamente, terá impacto positivo inclusive na libido.

O REJUVENESCIMENTO VULVO-VAGINAL é comumente definido como uma combinação de procedimentos minimamente invasivos, que estimulam a regeneração do trato genital inferior feminino, com o

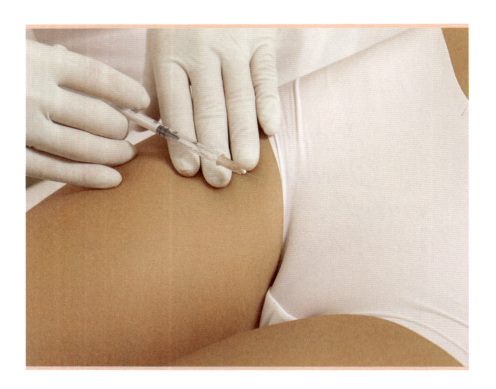

objetivo de recuperar características estéticas e funcionais perdidas com o processo de envelhecimento em mulheres na menopausa, mas que também é indicado para tratar flacidez da vagina e hipertrofia de grandes lábios em mulheres jovens.

Lembrando que a estética seja ela facial, corporal ou íntima deve caminhar sempre como uma aliada da saúde. Não existe êxito em procedimentos se o paciente não estiver bem de saúde, se não tiver adotando hábitos de vida mais saudáveis. Sempre digo que, por mais que tenhamos avançado em termos tecnológicos, de nada adianta utilizar-se de bons profissionais e equipamentos se sua cabeça ainda for a mesma. A mudança não é apenas por fora – ou por aquilo que se vê – mas está em como você leva sua vida e as escolhas que faz de maneira geral. Não pense que os tratamentos oferecem uma solução permanente. Mas, os efeitos podem durar mais se você promover saúde e ressignificar sua existência.

Vamos começar falando sobre um dos tratamentos que eu mais indico para minhas GINEMUSAS, pois ele é capaz de aliar uma melhora na aparência junto com restauro da funcionalidade do órgão. Como é o caso do laser vaginal que virou febre nos últimos tempos sendo uma alternativa para que mulheres ganhem com promoção de saúde. Inclusive, fizemos parte do grupo pioneiros de ginecologistas a usar essa tecnologia no Brasil.

Como esse laser pode modificar sua relação com sua saúde feminina?

Assim como a pele do rosto e de todo o corpo, a mucosa da vagina também envelhece e cabe, sim, uma atenção maior para essa região do corpo! O envelhecimento vaginal pode trazer problemas em diversos âmbitos para as mulheres na menopausa – como vimos no capítulo 5. Além disso, mulheres que tiveram parto normal podem ter suas fibras da região genital rompidas e isso vai desenvolvendo problemas tanto na autoestima quanto na parte sexual, podendo inclusive ser responsável por incontinência urinária (perda involuntária de urina aos esforços).

O tratamento com o laser vaginal pode ser usado para rejuvenescer a mucosa da vagina e a região dos grandes e pequenos lábios. Quem sofre de frouxidão (sensação de vagina larga) e secura vaginal, além daquelas que se incomodam com o escurecimento na área ou que perdem urina ao tossir, podem se submeter ao procedimento.

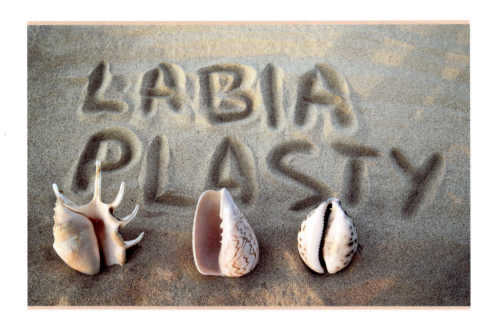

O que acontece?

A aplicação do laser gera um processo inflamatório controlado na mucosa e o organismo responde fazendo com que ocorra a formação de novo colágeno na região, rejuvenescendo a área! Um dos melhores e mais revolucionários tratamentos em saúde íntima para a mulher moderna!

O procedimento utiliza feixes de laser nas paredes internas da vagina e/ou na vulva. Sua indicação pode variar de acordo com o caso, mas em especial às mulheres na menopausa, no pós-parto ou pacientes que fizeram quimioterapia por câncer de mama e estão impedidas de realizarem terapia hormonal, pois nestas três situações mencionadas as pacientes sofrem com atrofia vaginal e podem se beneficiar com este procedimento. O laser ajudará na vascularização (maior irrigação sanguínea) da região, estimular a produção de colágeno e na resposta à regeneração do epitélio vaginal. Com isso há restauro funcional e estético, com melhora na qualidade de vida das pacientes.

Por isso, sempre digo que nem sempre aquilo que vemos é, de fato, uma verdade absoluta. No aspecto da saúde íntima, então, isso deve ser tratado com uma regra de ouro. Diversos fatores podem desencadear em desconforto, vergonha e mesmo distanciamento de uma vida mais ativa e feliz.

É neste sentido que acredito que a medicina tem como meta devolver condições que permitam que as mulheres recuperem sua autoestima e, claro, sua saúde. Sim, é uma questão de saúde também. Engana-se quem acredita que tratamentos que clareiam são meramente frutos de vaidade. Particularmente, sempre que posso desmistificar o tema eu o faço. Vejo como as pessoas reagem ao tocar no assunto estética íntima. Pode parecer bobagem ou mesmo algo sem grande importância, mas mulheres têm nesta nova terapêutica uma saída para recuperar condições ideais de funcionamento íntimo.

Sabemos que ao longo da vida processos como depilação, prática sexual, parto e atrito com roupas e mesmo com a própria pele podem alterar as propriedades naturais da vulva. Produtos como sabonetes e demais odorizadores íntimos podem contribuir também para o escurecimento da região, por exemplo. Mulheres mais jovens podem desenvolver este problema também.

O laser tem atuação no clareamento da região vaginal, mas vale lembrar que de nada adianta se submeter a um procedimento como este e seguir com velhos hábitos. O ideal é que a estética, como disse aqui, seja uma aliada de uma vida mais saudável e, claro, de novos hábitos. É necessário afastar doenças que possam se manifestar com essa alteração, como por exemplo a Síndrome dos Ovários policísticos – onde o escurecimento da pele em regiões de dobras (pescoço, axilas, virilhas) chamada de Acantose Nigricans é um marcador clínico de resistência insulínica. E nesses casos não faz o menor sentido tratar o sintoma (escurecimento da vulva) sem tratar a causa (insulina alta).

A produção de colágeno que mantem nossa pele firme e brilhosa entra em declínio com o passar dos anos. Mesmo com uma alimentação equilibrada, a biodisponibilidade para manter nosso corpo como ele era aos 20 anos é insuficiente. É por isso, que tendemos a apresentar flacidez e a formação de rugas. O processo é o mesmo na região vaginal. Somada a baixa produção de colágeno (que é dependente de hormônios) e perda de rigidez, é possível que mulheres desenvolvam incontinência urinária ao espirrar, tossir, sorrir ou diante de um esforço maior como segurar uma caixa, por exemplo. Em situações como, esta é possível que a região apresente um cheiro diferente e cause desconforto à mulher.

Quando o assunto é flacidez da musculatura do esfíncter da uretra (músculo que controla a saída da urina) gosto de deixar claro que o tratamento com laser pode ajudar nos casos de incontinência de leve a moderada. E deve ser tido como um complemento à outras iniciativas orientadas pelo seu especialista. O que acontece é que o laser devolve a firmeza da musculatura e regenera o tecido, desta forma a garantir melhor contenção da urina.

Com a chegada da menopausa a baixa hormonal diminui ou mesmo cessa a produção da secreção lubrificante normal da vagina, tornando-a mais seca. Isso torna a prática sexual dolorosa e pode gerar incômodo intenso. Por isso, quando bem indicado o tratamento com laser vaginal pode estimular a produção de lubrificação (pelo estímulo de crescimento de novos vasos na região) e também regenerar a pele. Com isso, ganha-se em termos de qualidade de vida.

Hoje sabemos que as pessoas mantêm sua vida sexual ativa por muitos anos e, como médico, sempre encorajo que isso aconteça. O sexo – em especial na velhice – ajuda e muito na aceitação do corpo e na saúde de maneira geral.

Posso acrescentar aqui procedimentos cirúrgicos, partos e demais intervenções na região íntima feminina. Estes processos podem deixar marcas que não se limitam apenas às cicatrizes, que por si só geram desconforto, mas atrapalham seu funcionamento. A atrofia vaginal pode acometer mulheres na menopausa, perimenopausa e pós-quimioterapia (tratamento de câncer). Entre seus agravos, estão a secura vaginal, inflamação, irritação e micção dolorosa (dor /queimação ao urinar). Neste aspecto, o laser pode ser uma alternativa ou complemento à terapia com estrogênio – quando indicado. Mas isso deve ser avaliado com seu médico!

Tem dúvidas se você precisa de algum tratamento nesse sentido?

Novamente reforço que você sempre opte por bater um papo com seu ginecologista. Ainda que ele não seja o responsável pela realização de qualquer procedimento, é com base na orientação adequada que você poderá realizá-lo, ciente de efeitos adversos ou mesmo de maneira segura.

Sempre gosto de bater um papo honesto e sincero com cada uma das GINEMUSAS que passam pelo consultório. Durante as conversas posso apresentar todas as alternativas disponíveis, reforçar seus prós e contras e com isso deixar que as decisões sejam tomadas em conjunto. Somente assim, a mulher será protagonista de suas vontades e, principalmente, de sua saúde.

Este assunto também gera bastante dúvidas sobre os resultados e expectativas com o procedimento. Sempre deixo claro que existem contraindicações e que nem todas as mulheres são elegíveis para se submeter ao laser. Por mais que se trate de saúde e de autoestima, devo dizer que é dever do médico zelar pela segurança e pela integridade física de suas pacientes.

Sempre que for fazer algo pesquise bastante e, se possível, espere uma consulta para debater com seu médico, ok? Assim você evita aborrecimentos futuros e problemas de saúde que possam comprometer suas atividades diárias.

Abaixo vou tirar algumas das principais dúvidas com relação ao laser para que você tenha conhecimento sobre o procedimento:

Pode ser usado para cirurgia de Ninfoplastia?

(Diminuir o tamanho dos pequenos lábios).

Esta é uma pergunta frequente em mulheres que possuem lábios mais protuberantes ou mesmo que com o passar do tempo percebem aumento de tamanho. Também comum em adolescentes, que às vezes deixam de praticar atividade física ou usar roupas de banho porque os pequenos lábios incomodam. A resposta é sim. A ninfoplastia à laser é uma excelente opção nestes casos, pois o procedimento cirúrgico é realizado em consultório não necessitando de raquianestesia, com uma recuperação mais rápida e com o corte mais preciso e simétrico do que quando realizado com bisturi.

O tratamento com laser vai melhorar minha vida sexual?

Provavelmente, sim! O laser por estimular o colágeno vaginal e a neovascularização (novos vasos) é capaz de tratar a flacidez vaginal (podendo diminuir o diâmetro de seu canal vaginal) e aumentar a lubrificação. Ah e, claro, sempre é de bom tom consultar o profissional que irá realizar o procedimento para saber quais as recomendações após a realização do procedimento (período de abstinência sexual, necessidade de uso de cremes vaginais, etc.).

Dói?

O tratamento com laser tende a oferecer um pequeno desconforto, mas que não chega a ser insuportável. Geralmente, as pacientes reagem bem às sessões e não se queixam de dor excessiva.

Quantas sessões e qual a duração delas?

Isso, novamente, pode mudar dependendo do caso e da indicação de cada paciente. Em geral são realizadas três sessões, com intervalos de 21 – 40 dias, e as sessões podem durar de 3 a 7 minutos, em média.

Os tratamentos estéticos estão aí para complementar o autocuidado feminino com relação ao seu corpo. Quando algo te faz mal, te gera desconforto e altera seu corpo, isso passa a ser uma questão de bem-estar, portanto, não vejo problemas de realizar esses tratamentos, caso suas condições sejam favoráveis.

Muitas mulheres sofrem com situações de descontentamento pelo simples fato de não quererem parecer fúteis. Isso compromete seriamente suas condições psicológicas e corporais. Por isso, não tenha receio de compartilhar suas angústias com seu médico. Saúde não é só exames, doenças e tratamentos.

"A MENTE tem uma grande semelhança com o GUARDA-CHUVA. Quase nada de utilidade fechado, mas ABERTO justifica o motivo da sua existência."

- Ailton Nascimento

Mensagem final

Conhecimento é algo que empodera uma mulher! E este foi o grande objetivo deste livro. Poder ajudar vocês minhas queridas Ginemusas a se entenderem mais e melhor.

Viver na escuridão do desconhecimento lhe fragilizava , lhe tornava sem personalidade, sem capacidade de ser a protagonista da sua vida e da sua saúde!

Essa leitura é apenas o começo, a mudança começa agora quando você decidir colocar em prática tudo que aprendeu de novo em relação a saúde feminina. Pequenas mudanças nos seus hábitos serão capazes de promover grandes melhorias na sua qualidade de vida.

O que passar a acontecer agora é absolutamente mérito das suas escolhas e ações.

Fico feliz de poder contribuir para uma vida mais plena, e quebrar esse paradigma de que nós médicos é que devemos decidir pelos pacientes o que é melhor. Não estou dizendo que vocês devam se auto tratar, não é isso. Mas que vocês possam questionar sobre as possibilidades de tratamentos, entender a real necessidade deles e assim poderem protagonizar sua vida.

Espero que este livro passe a lhe permitir sentir o prazer de ser uma melhor mulher todos os dias do ano.

Um grande abraço,

Dr. André Vinícius

Nosso corpo funciona como uma orquestra,

e ela só estará perfeita se nós deixarmos tudo bem afinado. Não pense que você está lutando contra a natureza.

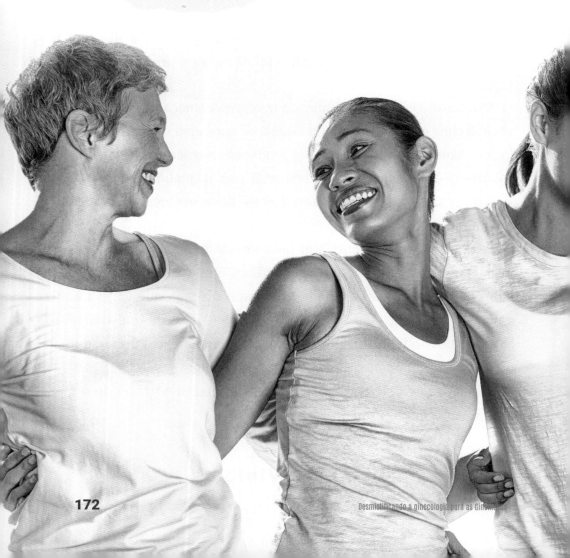

Em verdade, você está aproveitando os avanços para viver melhor e com qualidade. **Em especial as mulheres longevas podem se beneficiar com todas essas as novidades.**

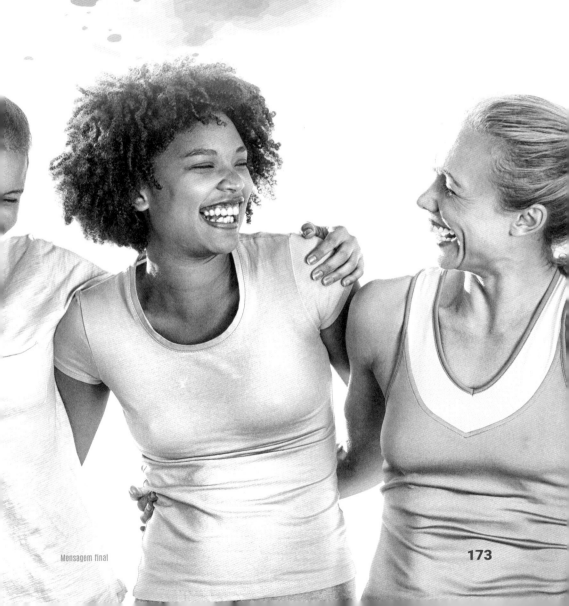

Mensagem final

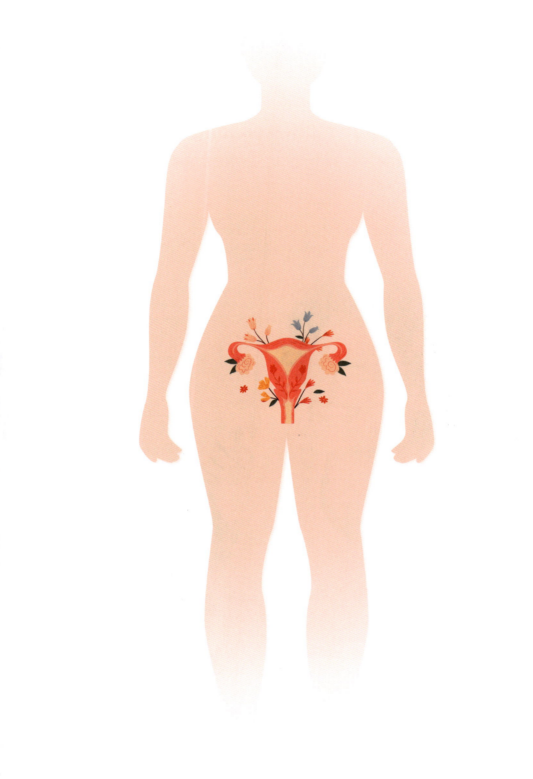

Referências

ACOG. Premenstrual Syndrome (PMS) for patientes. The American College of Obstetricians and Gynecologists. Disponível em: < https://www.acog.org/patient-resources/faqs/gynecologic-problems/premenstrual-syndrome>. Acesso em 20 de ago de 2020.

ALUR-GUPTA, Snigdha et al. Body-image distress is increased in women with polycystic ovary syndrome and mediates depression and anxiety. Fertility and Sterility, Volume 0, Issue 0. Disponível em: <https://doi.org/10.1016/j.fertnstert.2019.06.018>. Acesso em 20 de ago de 2020.

AMERICAN JOURNAL OF PUBLIC HEALTH. 1999;89:1739-1741. Publicado em Bibliomed Saúde, em 29/11/1999.

AMELIA K Wesselink, Elizabeth E Hatch, Kenneth J Rothman, Jennifer L Weuve, Ann Aschengrau, Rebecca J Song, Lauren A Wise, Perceived Stress and Fecundability: A Preconception Cohort Study of North American Couples, *American Journal of Epidemiology*, Volume 187, Issue 12, December 2018, Pages 2662–2671.Disponível em: <https://doi.org/10.1093/aje/kwy186>. Acesso em 20 de ago de 2020.

ANDREW D. Winters, Roberto Romero, Maria Teresa Gervasi, Nardhy Gomez-Lopez, Maria Rosa Tran, Valeria Garcia-Flores, Percy Pacora, Eunjung Jung, Sonia S. Hassan, Chaur-Dong Hsu, Kevin R. Theis. Does the endometrial cavity have a molecular microbial signature? 2019, Scientific Reports.

ARRUDA M, Petta C, Abrao MS et al. Hum Reprod 18:756, 2003.

ASSIS. Florentino A.V. de, Lage Bicalho Bretas T., Issa M.C.A. (2018) Lasers for Aesthetic and Functional Vaginal Rejuvenation. In: Issa M., Tamura B. (eds) Lasers, Lights and Other Technologies. Clinical Approaches and Procedures in Cosmetic Dermatology. Springer, Cham.

BACHMANN GA, Notelovitz M, Kelly SJ, et al. Long-term nonhormonal treatment of vaginal dryness. Clin Pract Sex. 1992;8:3–8.

BARNABEI VM, Cochrane BB, Aragaki AK, et al., for the Women's Health Initiative Investigators. Menopausal symptoms and treatment related effects of estrogen and progestin in the Women's Health Initiative. Obstet Gynecol. 2005;105:1063-73

BERIHUN M. Zeleke, Robin J. Bell, Baki Billah, Susan R. Davis. Hypoactive sexual desire dysfunction in community-dwelling older women. Menopause, 2016; 1 DOI: 10.1097/GME.0000000000000767. Disponível em: <https://insights.ovid.com/crossref?an=00042192-201704000-00006>. Acesso em 20 de ago de 2020.

BONOCHER CM, Montenegro ML, Rosa E Silva JC, Ferriani RA, Meola J. Endometriosis and physical exercises: a systematic review. *Reprod Biol Endocrinol*. 2014;12:4. Published 2014 Jan 6. doi:10.1186/1477-7827-12-4.

BORA JK, Saikia N. Gender Differentials in Self-Rated Health and Self-Reported Disability among Adults in India. *PLoS One*. 2015;10(11):e0141953. Published 2015 Nov 4. doi:10.1371/journal.pone.0141953. Disponível em: <https://www.ncbi.nlm.nih.gov/pmc/articles/PMC4633186/>. Acesso em 20 de ago de 2020.

BROWN J, Farquhar C. Endometriosis: an overview of Cochrane Reviews.Cochrane Database of Systematic Reviews 2014, Issue3. Art. No.: CD009590. DOI: 10.1002/14651858.CD009590.pub2.

CAPPELLETTI M, Wallen K. Increasing women's sexual desire: The comparative effectiveness of estrogens and androgens. Horm Behav. 2016;78:178-193. doi:10.1016/j.yhbeh.2015.11.003. Disponível em: <https://www.ncbi.nlm.nih.gov/pmc/articles/PMC4720522/>. Acesso em 20 de ago de 2020.

CENTERS FOR DISEASE CONTROL AND PREVENTION. Genital/vulvovaginal candidiasis. CDC. (2014, February 13). Disponível em: <https://www.cdc.gov/fungal/diseases/candidiasis/genital/>. Acesso em 20 de ago de 2020.

CENTERS FOR DISEASE CONTROL AND PREVENTION. Sexually Transmitted Diseases Treatment Guidelines, 2015. MMWR, 64(RR-3) (2015). Disponível em: https://www.cdc.gov/std/tg2015/default.htm.> Acesso em 20 de ago de 2020.

COLLABORATIVE GROUP ON HORMONAL FACTORS IN BREAST CANCER. Type and timing of menopausal hormone therapy and breast cancer risk: individual participant metaanalysis of the worldwide epidemiological evidence. Lancet 2019.

COUTINHO E.M.; Gynecol Obst, 1987; 16, 227-235 – Maia H.J.; Clinical Experience with Vaginal Gestrinone.

CUT YUNIWATI, Nurlaili Ramli, Eva Purwita, Yusnaini Yusnaini, Nurdahliana Nurdahliana1, Ampera Miko, Intan Liana, Andriani Andriani4, Maharani Maharani. Molecular Docking for Active Compounds of Scurrula Atropurpurea as Anti-inflammatory Candidate in Endometriosis. Acta Inform Med. 2018; 26(4): 254-257doi: 10.5455/aim.2018.26.254-257.

DEBBY HERBENICK et al. Women's Experiences With Genital Touching, Sexual Pleasure, and Orgasm: Results From a U.S. Probability Sample of Women Ages 18 to 94. Journal of Sex & Marital Therapy. Volume 44, 2018 – Issue 2. Accepted author version posted online: 05 Jul 2017. Published online: 09 Aug 2017. Disponível em: <https://doi.org/10.1080/0092623X.2017.1346530>. Acesso em 20 de ago de 2020.

FAHAMI RADIA. Abnormal vaginal discharge BMJ 2013; 34:f4975. Disponível em https://www.bmj.com/content/347/bmj.f4975.long>. Acesso em 20 de ago de 2020.

FALAGAS, M.E., Betsi, G.I., & Athanasiou, S. (2006, August). Probiotics for prevention of recurrent vulvovaginal candidiasis: a review. The journal of antimicrobial chemotherapy. https://www.ncbi.nlm.nih.gov/pubmed/16790461>. Acesso em 20 de ago de 2020.

FIONA L. Cousins, Dorien F. O, Caroline E. Gargett. Endometrial stem/progenitor cells and their role in the pathogenesis of endometriosis. *Best Practice & Research Clinical Obstetrics & Gynaecology*, Volume 50, 2018, Pages 27-38, ISSN 1521-6934, https://doi.org/10.1016/j.bpobgyn.2018.01.011>. Acesso em 20 de ago de 2020.

FLEURY MEDICINA E SAÚDE. Câncer de ovário associado a endometrioma | Revista Médica Ed. 1 – 2018. [*S. l.: s. n.*], 2018. Disponível em: <https://www.fleury.com.br/medico/artigos-cientificos/cancer--de-ovario-associado-a-endometrioma-revista-medica-ed-1-2018>. Acesso em 20 de ago de 2020.

GAMBACCIANI M, Levancini M, Cervigni M. Vaginal erbium laser: the second-generation thermotherapy for the genitourinary syndrome of menopause. Climateric. 2015;18:757–63.

GLOBAL Consensus Position Statement on the Use of Testosterone Therapy for Women. J Clin Endocrinol Metab, October 2019, 104(10):4660–4666.

GONÇALVES B, Ferreira C, Alves CT, Henriques M, Azeredo J, Silva S. Vulvovaginal candidiasis: Epidemiology, microbiology and risk factors. Critical reviews in microbiology 2016;42:905-27.

GOWER BA, et al "Favorable metabolic effects of a eucaloric lower-carbohydrate diet in women with PCOS" Clinical Endocrinology 2013; DOI: 10.1111/cen.12175. Disponível em: <https://doi.org/10.1111/cen.12175>. Acesso em 20 de ago de 2020.

GUTMAN RE, Peipert JF, Weitzen S, Blume J. Evaluation of clinical methods for diagnosing bacterial vaginosis. Obstet Gynecol 2005; 105:551. Disponível em: <https://www.ncbi.nlm.nih.gov/pubmed?-term=15738023>. Acesso em 20 de ago de 2020.

HALE, Jennifer. Do you know the difference? Half of women do not know their vagina from their vulva. **The Sun**. Disponível em: <https://www.thesun.co.uk/living/1729347/half-of-women-dont-know-their-vagina-from-their-vulva/>. Acesso em 20 de ago de 2020.

HALPERN, Gabriela; SCHOR, Eduardo and KOPELMAN, Alexander. Nutritional aspects related to endometriosis. Revista da Associação Médica Brasileira. Print version ISSN 0104-4230. On-line version ISSN 1806-9282. Rev. Assoc. Med. Bras. vol.61 no.6 São Paulo Nov./Dec. 2015 Disponível em: <https://doi.org/10.1590/1806-9282.61.06.519>. Acesso em 20 de ago de 2020.

HARLEV A, Gupta S, Agarwal A. Targeting oxidative stress to treat endometriosis. *Expert Opin Ther Targets*. 2015;19(11):1447-64. doi: 10.1517/14728222.2015.1077226. Epub 2015 Aug 10.

HARVARD MEN'S HEALTH WATCH. Mars vs. Venus: The gender gap in health. Disponível em: <https://www.health.harvard.edu/newsletter_article/mars-vs-venus-the-gender-gap-in-health>. Acesso em 20 de ago de 2020.

HELVACI N, Karabulut E, Demir AU, Yildiz BO. Polycystic ovary syndrome and the risk of obstructive sleep apnea: a meta-analysis and review of the literature. Endocr Connect. 2017;6(7):437-445. doi:10.1530/EC-17-0129. Disponível em: <https://www.ncbi.nlm.nih.gov/pmc/articles/PMC5574283/>. Acesso em 20 de ago de 2020.

HU, H., Merenstein, D.J., Wang, C., Hamilton, P.R., Blackmon, M., Chen, H.,Li, D. (2013, August 8). Impact of eating probiotic yogurt on colonization by Candida species of the oral and vaginal mucosa in HIV-infected and HIV-uninfected women. Mycopathologia. Disponível em: <https://www.link.springer.com/article/10.1007/s11046-013-9678-4>. Acesso em 20 de ago de 2020.

JONES MR, Goodarzi MO. Genetic determinants of polycystic ovary syndrome: progress and future directions. Fertil Steril. 2016 Jul;106(1):25-32. doi: 10.1016/j.fertnstert.2016.04.040. Epub 2016 May 11. Review. Disponível em: <https://www.fertstert.org/article/S0015-0282(16)61137-8/fulltext>. Acesso em 20 de ago de 2020.

KISSINGERP.Epidemiologyandtreatmentoftrichomoniasis.CurrInfect Dis Rep. 2015;17(6):484. doi:10.1007/s11908-015-0484-7. Disponível em: https://www.ncbi.nlm.nih.gov/pmc/articles/PMC5030197/>. Acesso em 20 de ago de 2020.

LEGRO, Richard S et al. "Diagnosis and treatment of polycystic ovary syndrome: an Endocrine Society clinical practice guideline." The Journal of clinical endocrinology and metabolism vol. 98,12 (2013): 4565-92. Disponível em: <https://www.ncbi.nlm.nih.gov/pmc/articles/PMC5399492/>. Acesso em 20 de ago de 2020.

LIMOSIN F, Ades J. Aspects psychiatriques et psychologiques du syndrome prémenstruel [Psychiatric and psychological aspects of premenstrual syndrome]. Encephale. 2001;27(6):501-508. Disponível em: <https://pubmed.ncbi.nlm.nih.gov/11865558/>. Acesso em 20 de ago de 2020.

LIZNEVA D, Suturina L, Walker W, Brakta S, Gavrilova-Jordan L, Azziz R. Criteria, prevalence, and phenotypes of polycystic ovary syndrome. Fertil Steril. 2016 Jul;106(1):6-15. doi: 10.1016/j.fertnstert.2016.05.003. Epub 2016 May 24. Review. Disponível em: <https://linkinghub.elsevier.com/retrieve/pii/S0015-0282(16)61232-3>. Acesso em 20 de ago de 2020.

LONG CY, Liu CM, Hsu SC, et al. A randomized comparative study of the effects of oral and topical estrogen therapy on the vaginal vascularization and sexual function in hysterectomized postmenopausal women. Menopause. 2006;13:737-43.

LYNCH CD, Sundaram R, Maisog JM, Sweeney AM, Buck Louis GM. Preconception stress increases the risk of infertility: results from a couple-based prospective cohort study--the LIFE study. Disponível em: <https://www.ncbi.nlm.nih.gov/pmc/articles/PMC3984126/>. Acesso em 20 de ago de 2020.

MANSON JE, Chlebowski RT, Stefanick ML, et al. Menopausal hormone therapy and health outcomes during the intervention and extended poststopping phases of the Women's Health Initiative randomized trials. JAMA. 2013;310(13):1353-68.

MATTESON, Kristen A. e Kate M. Zaluski. "Saúde menstrual como parte dos cuidados de saúde preventivos". Clínicas de Obstetrícia e Ginecologia da América do Norte, vol. 46, n. 3, 2019, pp. 441-453.

MATHIAS SD, Kuppermann M, Liberman RF, Lipschutz RC, Steege JF. Chronic pelvic pain: prevalence, health-related quality of life, and economic correlates. Obstet Gynecol. 1996;87:321-7, doi: 10.1016/0029-7844(95)00458-0.

MINISTÉRIO DA SAÚDE . *In*: Infertilidade feminina. 23 fev. 2015. Disponível em: <http://bvsms.saude.gov.br/dicas-em-saude/151-infertilidade-feminina>. Acesso em 20 de ago de 2020.

MOSHER WD, Martinez GM, Chandra A, ET AL. Uses of contraception and use of family planning services in the United States: 1982 – 2002. Adv Data 2004;350:1-35.

MUNSTER K, Schmidt L, Helm P. Length and variation in the menstrual cycle-a cross-sectional study from a Danish county. BJOG. 1992;99(5): 422–9. Disponível em: <https://www.ncbi.nlm.nih.gov/pubmed/1622917>. Acesso em 20 de ago de 2020.

N. SINAII, S.D. Cleary, M.L. Ballweg, L.K. Nieman, P. Stratton, High rates of autoimmune and endocrine disorders, fibromyalgia, chronic fatigue syndrome and atopic diseases among women with endometriosis: a survey analysis, *Human Reproduction*, Volume 17, Issue 10, October 2002, Pages 2715–2724. Disponível em: <https://doi.org/10.1093/humrep/17.10.2715>. Acesso em 20 de ago de 2020.

ORGANIZAÇÃO MUNDIAL DA SAÚDE. *In*: **Mulheres e saúde**: EVIDÊNCIAS DE HOJE AGENDA DE AMANHÃ. [*S. l.*], 2009. Disponível em: https://www.who.int/eportuguese/publications/Mulheres_Saude.pdf. Acesso em 20 de ago de 2020.

ORTIZ, M. A.; Croxato, H. Mecanismos de acción de la anticoncepción de emergencia. Boletín CLAE, [s.l.], v. 1, n. 2, p. 2, 2003.

PAPPAS PG, Kauffman CA, Andes DR, et al. Clinical Practice Guideline for the Management of Candidiasis: 2016 Update by the Infectious Diseases Society of America. Clinical infectious diseases : an official publication of the Infectious Diseases Society of America 2016;62:e1-50.

PHILLIPS SM, Sherwin BB. Effects of estrogen on memory function in surgically menopausal women. Psychoneuroendocrinology. 1992;17:485-95.

POMPEI, Luciano de Melo; Machado, Rogério Bonassi; Wender, Maria Celeste Osório; Fernandes, César Eduardo Consenso Brasileiro de Terapêutica Hormonal da Menopausa – Associação Brasileira de Climatério (SOBRAC) – São Paulo: Leitura Médica, 2018.

PONCE C, Torres M, Galleguillos C, Sovino H, Boric MA, Fuentes A, Johnson MC. Nuclear factor kappaB pathway and interleukin-6 are affected in eutopic endometrium of women with endometriosis. *Reproduction*. 2009 Apr;137(4):727-37. doi: 10.1530/REP-08-0407. Epub 2009 Jan 7.

PORTMAN DJ, Gass ML, Vulvovaginal Terminology Consensus Conference Panel. Genitourinary syndrome of menopause: new terminology for vulvovaginal atrophy from the International Society for the Study of Women's Sexual Health and the North American Menopause Society. Climacteric. 2014;17:557–63.

PRATHER GR, MacLean JA 2nd, Shi M, Boadu DK, Paquet M, Hayashi K. Niclosamide As a Potential Nonsteroidal Therapy for Endometriosis That Preserves Reproductive Function in an Experimental Mouse Model. *Biol Reprod*. 2016;95(4):76. doi:10.1095/biolreprod.116.140236.

RAHMIOGLU N, Nyholt DR, Morris AP, Missmer SA, Montgomery GW, Zondervan KT. Genetic variants underlying risk of endometriosis: insights from meta-analysis of eight genome-wide association and replication datasets. *Hum Reprod Update*. 2014 Sep-Oct;20(5):702-16. doi: 10.1093/humupd/dmu015. Epub 2014 Mar 27.

REVISED American Society for Reproductive Medicine classification of endometriosis: 1996. Fertil Steril. 1997;67(5):817-21.

RICCIO, Luiza Da Gama Coelho ; Santulli, Pietro ; Marcellin, Louis ; Abrão, Mauricio Simões ; Batteux, Frederic ; Chapron, Charles . Immunology Of Endometriosis. Best Practice & Research Clinical Obstetrics & Gynaecology , v. 50, p. 39-49, 2018.

ROONEY, Kristin L, and Alice D Domar. "The relationship between stress and infertility." Dialogues in clinical neuroscience vol. 20,1 (2018): 41-47. Disponível em: <https://www.ncbi.nlm.nih.gov/pmc/articles/PMC6016043/>. Acesso em 20 de ago de 2020.

ROSSOUW JE, Anderson GL, Prentice RL, et al. Risks and benefits of estrogen plus progestin in healthy postmenopausal women: principal results from the Women's Health Initiative randomized controlled trial. JAMA. 2002;288(3):321-33.

ROYA Kolahdouz Mohammadi,Tahereh Arablou. Resveratrol and endometriosis: In vitro and animal studies and underlying mechanisms (Review). *Biomedicine & Pharmacotherapy*.2017;91()220.

SHERWIN BB. Estrogen and/or androgen replacement therapy and cognitive functioning in surgically menopausal women. Psychoneuroendocrinology. 1988;13:345-57.

SOBEL JD. Vulvovaginal candidosis. Lancet 2007;369:1961-71. Disponível em: <https://doi.org/10.1016/S0140-6736(07)60917-9>. Acesso em 20 de ago de 2020.

SOKOL ER, Karram MM. An assessment of the safety and efficacy of a fractional CO2 laser system for the treatment of vulvovaginal atrophy. Menopause. 2016;23:1102–7.

SPENCE D, Melville C. Vaginal discharge. BMJ. 2007;335(7630):1147–1151. doi:10.1136/bmj.39378.633287.80. Disponível em: <https://www.ncbi.nlm.nih.gov/pmc/articles/PMC2099568/>. Acesso em 20 de ago de 2020.

STANFORD UNIVERSITY MEDICAL CENTER. "Sex Is In The Brain, Whether It Be Lack Of Sexual Interest Or Hypoactive Sexual Desire Disorder." ScienceDaily. ScienceDaily, 3 March 2009. Disponível em: <www.sciencedaily.com/releases/2009/03/090302183319.htm>. Acesso em 20 de ago de 2020

STILLEY JA, Birt JA, Sharpe-Timms KL. Cellular and molecular basis for endometriosis-associated infertility. *Cell Tissue Res*. 2012;349(3):849–862. doi:10.1007/s00441-011-1309-0.

SUSAN E. Trompeter, Ricki Bettencourt, Elizabeth Barrett-Connor. Sexual Activity and Satisfaction in Healthy Community-dwelling Older Women. The American Journal of Medicine, 2012; 125 (1): 37 DOI: 10.1016/j.amjmed.2011.07.036. Disponível em: <https://www.amjmed.com/article/S0002-9343(11)00655-3/fulltext>. Acesso em 20 de ago de 2020.

TAYLOR MJ, Rudkin L, Bullemor-Day P, Lubin J, Chukwujekwu C, Hawton K. Strategies for managing sexual dysfunction induced by antidepressant medication. Cochrane Database Syst Rev. 2013;(5): CD003382.

THE ESHRE Capri Workshop Group. Hormonal contraception without estrogens. Hum Reprod Update. 2003; 9(4): 373-86.

TRUSSEL J. Contraceptive efficacy. Contraceptive Teachnology: Nineteenth Revised Edition. New York: Ardent Media, 2007.

TRELOAR AE, Boynton RE, Behn BG, Brown BW. Variation of the human menstrual cycle through reproductive life. Int J Fertil. 1967;12(1 Pt 2):77-126. Disponível em: <https://www.ncbi.nlm.nih.gov/pubmed/5419031>. Acesso em 20 de ago de 2020.

ÜNLÜTÜRK U, Sezgin E, Yildiz BO. Evolutionary determinants of polycystic ovary syndrome: part 1. Fertil Steril. 2016 Jul;106(1):33-41. doi: 10.1016/j.fertnstert.2016.05.010. Epub 2016 May 26. Review. Disponível em <https://linkinghub.elsevier.com/retrieve/pii/S0015-0282(16)61277-3>. Acesso em 20 de ago de 2020.

VENUGOPAL S, Gopalan K, Devi A, Kavitha A. Epidemiology and clinico-investigative study of organisms causing vaginal discharge. Indian J Sex Transm Dis AIDS. 2017;38(1):69–75. doi:10.4103/0253-7184.203433. Disponível em: <https://www.ncbi.nlm.nih.gov/pmc/articles/PMC5389219/>. Acesso em 20 de ago de 2020.

VERBRUGGE, L.M. Sex differentials in health. Public Health Rep. 1982;97(5):417–437. Disponível em <Verbrugge LM. Sex differentials in health. Public Health Rep. 1982;97(5):417–437>. Disponível em: <https://www.ncbi.nlm.nih.gov/pmc/articles/PMC1424355/>. Acesso em 20 de ago de 2020.

WHO (World Health Organization). Peter Baker et al. *The men's health gap: men must be included in the global health equity agenda*. Bulletin of the World Health Organization. Disponível em: https://www.who.int/bulletin/volumes/92/8/13-132795/en/>. Acesso em 20 de ago de 2020.

WHO (World Health Organization). Medical Eligibility Criteria for Contraceptive Use. Quarta Edição, 2009.

ZENDEHDEL M, Elyasi F. Etiologia biopsicossocial da síndrome pré-menstrual: uma revisão narrativa. J Family Med Prim Care . 2018; 7 (2): 346–356. doi: 10.4103/jfmpc.jfmpc_336_17. Disponível em: <https://www.ncbi.nlm.nih.gov/pmc/articles/PMC6060935/>. Acesso em 20 de ago de 2020.

ZHAO H, Lv Y, Li L, Chen ZJ. Genetic Studies on Polycystic Ovary Syndrome. Best Pract Res Clin Obstet Gynaecol. 2016 Nov;37:56-65. doi: 10.1016/j.bpobgyn.2016.04.002. Epub 2016 May 19. Review. Disponível em <https://linkinghub.elsevier.com/retrieve/pii/S1521-6934(16)30024-4>. Acesso em 20 de ago de 2020.

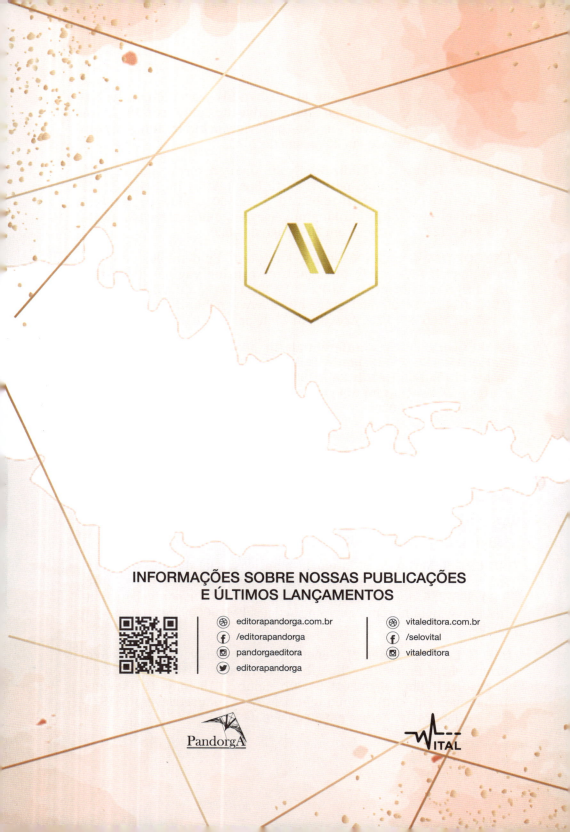